ÉTUDE

SUR LES DIFFÉRENTES ESPÈCES

D'ÉPANCHEMENTS PLEURÉTIQUES

ET

SUR LEUR TRAITEMENT MÉDICAL ET CHIRURGICAL.

A. PARENT, Imprimeur de la Faculté de Médecine, rue Monsieur-le-Prince, 31.

ÉTUDE
SUR LES DIFFÉRENTES ESPÈCES
D'ÉPANCHEMENTS
PLEURÉTIQUES
ET
SUR LEUR TRAITEMENT MÉDICAL
ET CHIRURGICAL

PAR

LE Dr ALEX. MARCOVITZ
Ancien interne des Hôpitaux de Paris,
Lauréat de la Faculté de Médecine (concours de l'École pratique 1er prix),
Médaille de Bronze des Hôpitaux.

PARIS
ADRIEN DELAHAYE, LIBRAIRE-ÉDITEUR
PLACE DE L'ÉCOLE DE MÉDECINE.

1864

AVANT-PROPOS

Ayant eu l'occasion de faire onze opérations de thoracentèse, grâce à l'extrême obligeance de mes maîtres, j'ai été amené à étudier d'une manière toute particulière les différentes espèces d'épanchements pleurétiques.

La récente discussion qui a eu lieu à la Société médicale des hôpitaux, les opinions contradictoires qui y ont été formulées, ont prouvé que les admirables leçons de M. Trousseau sur la thoracentèse, publiées il y a deux ans à peine, et qui paraissaient le dernier mot de la science et de la pratique, ont laissé subsister bien des doutes sur l'innocuité de cette opération en elle-même et sur les résultats merveilleux qu'elle fournit lorsqu'elle est employée avec discernement.

Je me mis à l'œuvre, et je rédigeai ce travail, qui n'a pas, je le confesse, le mérite de la nouveauté, mais auquel les débats dont je viens de parler ont donné une certaine actualité.

D'ailleurs, en dehors des considérations précédentes, d'autres raisons tout aussi puissantes me forçaient à étudier à fond la question de la thoracentèse : c'est que, dans mon pays, cette opération est, pour ainsi dire, inconnue ; car elle n'a été employée, que je sache, que dans l'hydropneumothorax, précisément le cas le plus défavorable.

Le dédain que quelques médecins modernes affectent pour la révulsion et la dérivation m'a engagé à faire précéder mon travail d'une étude sur les actions réflexes en pathologie et en thérapeutique. J'ai essayé de démontrer en pathologie que toutes les inflammations sporadiques ne peuvent se développer que grâce au pouvoir réflexe, et en thérapeutique que la dérivation et la révulsion ne sont pas autre chose que des actes réflexes, et que, par conséquent, la théorie seule indiquerait l'utilité de leur emploi, si la pratique des siècles ne nous avait pas déjà édifiés sur ce point.

Mon travail offre, je le vois, bien des lacunes, bien des imperfections que j'aurais pu faire disparaître en partie, si j'avais consacré plus de temps à sa rédaction; malheureusement il m'était impossible de rester plus longtemps éloigné de mon pays et des miens. J'espère que mes maîtres, qui ont été si bienveillants à mon égard pendant le cours de mes études, auront pour moi une dernière et suprême indulgence.

INTRODUCTION

La pleurésie est une maladie si commune, son diagnostic est devenu tellement facile depuis la découverte de l'auscultation et de la percussion, qu'on peut avancer, sans crainte d'être démenti, que de toutes les maladies de poitrine, c'est la mieux connue, non-seulement au point de vue séméiologique et diagnostique, mais aussi au point de vue anatomique; car, contrairement à la pneumonie, maladie bien autrement fréquente, elle se ressemble toujours à elle-même, ses lésions portant sur une surface sécrétante qu'on peut facilement étudier, tandis que celles du poumon sont pour ainsi dire enfouies dans l'épaisseur de son parenchyme si compliqué, variable pour une même espèce nosologique suivant une foule de circonstances souvent indéterminées et par conséquent difficiles à explorer et à classer.

Veut-on une preuve de cette multiplicité de lésions et de la difficulté qui en résulte pour l'étude anatomique simplement? Qu'on se rappelle les nombreux états pathologiques admis par les auteurs, pouvant provenir d'un seul processus morbide : l'inflammation. Dans la bronchite la plus légère comme dans la tuberculisation, dans la coqueluche comme dans l'asthme, on a admis l'existence de l'inflammation comme élément nécessaire et capital, ou simplement comme phénomène accessoire, primitif ou secondaire, obligé ou fortuit.

Une autre preuve de la difficulté inégale d'étude de ces deux maladies, la pleurésie et la pneumonie, peut être trouvée dans ce fait que les auteurs qui se sont le plus occupés des maladies de poitrine ont pour la plupart décrit avec une rare perfection la première, tandis qu'ils ont laissé subsister plus d'un doute dans l'esprit du lecteur, lorsqu'ils se sont évertués pour analyser la seconde.

Et cependant la pleurésie, malgré la facilité qu'on a pour l'étudier, n'est pas généralement connue dans tous ses détails et dans toutes ses conséquences; ou du moins ces conséquences ne sont-elles pas appréciées de la même façon par tous les médecins. C'est un des points que nous nous sommes efforcé le plus à élucider dans ce travail.

Ainsi, tandis que M. Louis déclare que la pleurésie est une affection des plus bénignes, d'après un relevé d'environ 150 cas qui lui sont propres, d'autres auteurs en ont fait une affection dont le pronostic est assez grave. La plupart sont d'accord aujourd'hui pour admettre que la pléurésie est une maladie très-sérieuse. Un pronostic aussi sommairement formulé n'a aucune valeur réelle dans la pratique journalière; car le médecin ne peut pas, dans un cas déterminé, en faire son profit, vu que la pleurésie, si semblable à elle-même anatomiquement et symptomatiquement, diffère beaucoup d'un individu à l'autre au point de vue du pronostic, toutes choses égales d'ailleurs.

Mon but est d'étudier les épanchements pleurétiques, au point de vue séméiologique et pronostique, de déterminer d'une manière précise la part que doit prendre chaque signe seul ou réuni aux autres pour asseoir son pronostic et formuler un traitement.

Mais, avant d'aborder la question toute pratique que nous nous sommes proposé de traiter, je veux en quelques pages étudier le mode de développement des épanchements pleurétiques, et d'une manière toute particulière le procédé physiologique en vertu duquel se développe cette maladie, comme la plupart des inflammations d'ailleurs.

Avant d'aller plus loin, je voudrais pouvoir rendre hommage aux médecins qui, dans les siècles passés, ont contribué à la connaissance des collections liquides de la plèvre. Malheureusement les ouvrages qui traitent de la pleurésie, parus avant la mémorable année où l'illustre Laënnec fit paraître son *Traité de l'auscultation médiate*, ne donnent que des indications vagues, souvent contradictoires, toujours incomplètes.

On peut, dans les *Épidémies* d'Hippocrate, trouver des observations qui se rapportent bien évidemment à la maladie qui nous occupe; mais plusieurs passages de ces *Prénotions coaques* et de ses *Aphorismes* indiquent clairement que s'il a *observé* la pleurésie, il ne l'a certainement pas *reconnue;* aussi le mot *pleuritis* est indistinctement employé par lui pour désigner tantôt la pleurésie, tantôt la pneumonie et probablement quelquefois d'autres états morbides. J'en dirai autant de Galien, lequel cependant avait très-bien fait la distinction anatomique de la pleurésie d'avec la pneumonie. Les symptômes rationnels sont également bien décrits dans cet auteur, comme on peut s'en convaincre par la lecture du passage suivant : « Quæ in succingente costas membrana ac musculis illi continuis, « fiunt inflammationes, morbum quem pleuritidem vocant, efficiunt. « Hujus symptomata inseparabilia sunt febris acuta, dolor perinde « ac si locus (affecté) vel intendatur vel pungatur, respiratio fre- « quens et exigua, pulsus parvus, arteriam duram et quodammodo « tensam indicans. » Mais plus loin il a le tort d'ajouter : « Tussis ple- « rumque cum sputis coloratis; nonnunquam vero sine his. » On voit par là que la distinction de la pleurésie d'avec la pneumonie était bien plutôt dans l'esprit de l'auteur que dans les faits qui lui servaient à la faire.

Arétée, Cœlius Aurelianus, Paul d'Égine, Alexandre de Tralles, ont essayé également de séparer ces deux maladies l'une de l'autre; mais, quand ils arrivent à la description des crachats, ils font la même confusion que Galien. Celse n'a consacré qu'une page à cette affection, et il se borne principalement aux indications thérapeutiques; il mérite cependant une mention très-honorable pour avoir insisté d'une manière toute particulière sur la diète et sur l'alimentation que le médecin doit prescrire aux différentes périodes de cette affection.

A une époque plus rapprochée de la nôtre, Baillou, Fernel et bien d'autres, ont apporté de nouvelles observations pour élucider l'histoire de la pleurésie. Plus tard Pierre Brissot recueillit des documents précieux qui passèrent longtemps inaperçus. Sydenham considère cette affection sous un point de vue très-élevé. Un siècle plus tard, Morgagni étudie avec beaucoup de soin le siége des lésions.

C'est à l'illustre Baglivi que revient l'honneur d'avoir décrit les pleurésies latentes. Et cependant combien de fois a-t-il dû faire la confusion de la pleurésie avec une foule d'autres maladies; en effet, son unique criterium est la dureté du pouls. Stoll étudie la pleurésie sous le point de vue de sa complication avec l'état bilieux; il n'attache qu'une importance médiocre à l'épanchement: il prétend que les pleurésies qui suppurent sont des pleurésies rhumatismales, l'inverse de ce que nous démontrerons plus loin; enfin il emploie le mot *pleuritis*, auquel ses prédécesseurs avaient essayé de donner un sens si précis, pour exprimer une foule d'affections de poitrine. Ainsi qui se douterait que la pleurésie humide est pour cet illustre médecin ce que nous appelons aujourd'hui la bronchite capillaire, et la pleurésie sèche, celle qui ne s'accompagne point de crachats.

Boerhaave donne dans ses *Aphorismes* une description précise et sommaire du siége et des causes de la maladie; mais la malheureuse distinction en humide et sèche, suivant l'existence ou l'absence des crachats, nous montre clairement qu'il est tombé dans la même erreur que ses prédécesseurs et ses contemporains. La vaste érudition et le talent d'exposition de son illustre commentateur n'a servi, je le dis à regret, qu'à donner plus de poids à cette confusion et à la propager.

Triller, Strack, de Haën, nous ont également laissé des écrits d'un mérite incontestable sur la maladie qui nous occupe, mais la même erreur que nous avons signalée plus haut est très-souvent faite par ces auteurs, privés qu'ils étaient des lumières de l'auscultation.

Vers la fin du siècle dernier, Jean-Pierre Frank, brisant avec la tradition des siècles, engloba dans la même description la pleurésie et la pneumonie, sous le titre collectif de *Péripneumonie.* Cullen, dans ses *Éléments de médecine pratique*, décrit également, sous le nom de *Fluxion de poitrine*, les inflammations qui affectent ou les viscères contenus dans le thorax ou la membrane qui recouvre la surface interne de cette cavité; « car, dit-il, aucun signe ne peut servir à déterminer exactement le siége différent de la maladie; » et il ajoute: « Cette différence n'offre d'ailleurs aucune variété considérable dans les symptômes et ne nous donne aucune indication curative spéciale. » Et cependant, dans sa *Nosologie*, il fait séparément la description de la pneumonie et de la pleurésie, *d'après l'opinion des autres médecins ou de ses propres observations.* Il est réellement curieux de voir avec quelle légèreté ce novateur qui croyait à l'identité des deux maladies dont nous venons de parler, admet plus de quatorze espèces de pleurésies, dont j'épargnerai l'énumération au lecteur, tout en prenant la liberté de signaler la pleurésie convulsive et la pleurésie du péricarde parmi les inflammations idiopathiques et les pleurésies vermineuse et laiteuse parmi les symptomatiques !

Tout en blâmant la confusion opérée par Frank et Cullen, nous essayerons de démontrer plus loin que certaines formes de pleurésies sont complétement assimilables à la pneumonie, laquelle, dans certaines constitutions médicales, offre tous les caractères d'une synoque localisée.

En France, Portal a perpétué cette confusion des deux maladies en lui donnant tout le poids de son autorité; et cependant, comme le fait remarquer M. Grisolle, il y avait plusieurs années que Bichat avait prouvé, dans son *Traité des membranes*, l'indépendance pathologique et physiologique de chaque tissu.

Pinel, dans sa *Nosographie médicale*, a retracé de la pleurésie une histoire aussi complète que possible à l'époque où il écrivait. Plus tard il fit, dans le Dictionnaire en 60 volumes, en collaboration avec Bricheteau, un article qui est le résumé fidèle des idées que Laënnec venait d'émettre dans son traité, paru un an avant.

Enfin Laënnec publia son fameux *Traité de l'auscultation médiate.* Il y décrivit si admirablement la pleurésie dans tous ses points, que l'on peut dire de cette maladie ce que MM. Barth et Roger ont dit à propos de l'auscultation : il ne laissa plus qu'à glaner à ses successeurs. Depuis cette époque, un grand nombre de travaux se sont produits sur la matière : M. Andral, dans sa *Clinique médicale*, a étudié avec un grand soin les symptômes de la maladie ; on lui doit également des observations intéressantes de pleurésie sèche et de pleurésie partielle.

M. Piorry a rendu à la science les services les plus éclatants en découvrant la supériorité de la percussion médiate sur la percussion telle que la pratiquait Avenbrugger, et, par conséquent, en permettant aux médecins de constater avec précision le siége, la quantité, la mobilité ou l'immobilité des épanchements, leur disparition, etc.

Broussais, dans son *Traité des phlegmasies chroniques*, a écrit avec une rare sagacité les principaux symptômes des pleurésies chroniques. Plusieurs autres auteurs ont traité avec talent différents points de la pleurésie : tels sont MM. Mailliot (*Traité pratique de percussion;* Paris, 1843), Damoiseau (*du Diagnostic et du traitement de la pleurésie;* thèse de Paris, 1845), Hirtz (*Recherches sur quelques points du diagnostic de la pleurésie*, in *Archives générales de médecine*, deuxième série, tome XIII), Woillez (*Recherches pratiques sur l'inspection et la mensuration de la poitrine*), Heyfelder (*Études sur la pleurésie chronique*, *Archives générales de médecine*, troisième série, tome V), Oulmont (*Recherches sur la pleurésie chronique*, thèse de Paris, 1844).

Considérée dans les différents âges, la pleurésie n'a été spécialement étudiée que chez l'adulte et chez l'enfant (Baron, *De la Pleurésie dans l'enfance*, thèse de Paris, 1841 ; Rilliet et Barthez. *Traité clinique et pratique des maladies des enfants*, 2e édition, 1853). Chez le vieillard, nous n'avons trouvé dans les auteurs qu'une description tout à fait insuffisante; M. Durand-Fardel consacre à peine quelques lignes à la pleurésie dans la vieillesse.

A partir de 1843, époque à laquelle M. Trousseau publia ses premiers travaux sur la thoracentèse, un grand nombre d'écrits ont paru sur la matière; ils se trouvent épars dans les différentes collections scientifiques. Pour la plupart, ces écrits se rapportent au traitement de la maladie et plus particulièrement à l'opération de l'empyème. Des thèses nombreuses ont été publiées sur le sujet qui nous occupe; quelques-unes méritent une mention spéciale, que nous ferons en temps et lieu. A plusieurs reprises, dans la Société médicale des hôpitaux, des discussions vives ont été soulevées par plusieurs membres à propos d'observations de thoracentèse; nous tâcherons d'analyser les différentes opinions qui se sont produites au sein de cette Société, lorsque nous nous occuperons du traitement de la maladie.

Enfin, et pour terminer, nous ajouterons que plusieurs traités de pathologie récents renferment d'excellents articles consacrés à la pleurésie ; nous citerons spécialement ceux consacrés par MM. Hardy et Béhier, dans leur *Traité élémentaire de pathologie interne*, tome II, 1850 ; Grisolle (*Pathologie interne*, tome Ier, 1862), Valleix (*Guide du médecin praticien*, édition Racle et Lorrain, 1860) etc., et surtout les articles *Hydrothorax* et *Pleurésie* du *Compendium de médecine*, et la *Clinique* de M. Trousseau.

Mode de développement des épanchements pleurétiques. — Différences considérables suivant la cause qui les a déterminés. — Du pouvoir réflexe considéré dans ses rapports avec la production des maladies inflammatoires en général et des séreuses en particulier. — Parti qu'on peut tirer de la connaissance des actions réflexes pour la thérapeutique.

§ Ier.

Lorsqu'on essaye de classer les épanchements pleurétiques, la première idée qui vienne à l'esprit, c'est que ces lésions doivent être groupées en plusieurs classes, basées sur le mode de développement de la maladie; aussi de tout temps a-t-on admis la division en épanchements aigus et en épanchements chroniques; puis, pour la facilité de la description, on a divisé chacune de ces classes en autant d'ordres qu'il y a de lésions capables de les produire, ces lésions pouvant porter sur la plèvre elle-même, ou bien siégeant dans des organes plus ou moins éloignés.

Frappés de l'insuffisance de cette division et de la confusion qui résulte de la répétition des mêmes lésions dans les deux classes que nous avons établies plus haut, MM. Monneret et Fleury ont proposé une division plus complète, dans les différents ordres de laquelle viennent se classer toutes les exsudations qui peuvent se faire dans la cavité de la plèvre; cette classification n'est d'ailleurs que celle qu'ils ont admise pour les hydropisies en général.

Il y a donc : 1° des épanchements par altération des solides; 2° des épanchements par altération du sang; 3° des épanchements dont le mode de production est inconnu et qui ne peuvent trouver place dans les deux classes précédentes : cette dernière classe doit disparaître.

La première classe a été subdivisée par ces auteurs en cinq ordres :

1er *ordre.* — Épanchement déterminé par une affection de la plèvre elle-même.

2e *ordre.* — Épanchement par obstacle à la circulation veineuse.

3e *ordre.* — Épanchement produit par une modification pathologique survenue dans la structure de la peau.

4e *ordre.* — Épanchement supplémentaire produit par la suppression d'une sécrétion normale ou anormale.

5e *ordre.* — Épanchement par répétition sympathique de l'irritation.

Cette classification excellente pour l'étude a l'inconvénient de préjuger des questions qui sont encore loin d'être résolues. De plus, certains épanchements de la plèvre pouvant participer des caractères de deux ordres, elle laisse subsister la difficulté que ces auteurs avaient voulu faire disparaître.

Pour bien comprendre combien il est inutile de s'attacher à telle particularité d'une maladie, pour en faire la base d'une classification, il me suffira, j'espère, de citer quelques exemples.

Un malade a la scarlatine; l'éruption disparaît : au quinzième jour de sa maladie, il paraît guéri. Il se refroidit; que pourra-t-il lui arriver? D'abord, rien; mais, s'il doit payer son imprudence, comment s'en tirera-t-il? cela dépend d'une foule de circonstances: aussi tel malade aura une anasarque, tel autre une pleurésie ou une péricardite suppurée; enfin un troisième aura un rhumatisme articulaire, lequel pourra aussi arriver à suppuration. Lorsque le malade a une anasarque, il n'est pas rare d'observer en même temps un double épanchement pleurétique qui subira la même marche, les mêmes oscillations que l'hydropisie générale; pour notre part, nous pouvons affirmer en avoir vu, à l'hôpital des Enfants, qui s'étaient résorbés en trente-six heures. Que, si le malade a simplement une pleurésie, l'épanchement aura une durée bien autrement longue, et la plèvre deviendra le siége d'altérations parfaitement caractérisées.

Or, dans les deux exemples que nous venons de prendre, n'est-il pas évident que c'est la lésion de la peau qui a produit les deux maladies secondaires ; et cependant quelle différence entre ces deux états pathologiques. Dans le premier cas, une pluie séreuse se résorbant avec la même rapidité qu'elle avait mise à s'effectuer ; dans le second, une lésion stable du tissu de la plèvre, une sécrétion morbide spéciale et par conséquent une évolution lente, amenant le plus souvent la suppuration et la mort du malade. Ne voit-on pas que, dans ces deux cas, produits tous les deux par l'impression du froid sur la peau altérée, il y a une différence considérable ; que si, au point de vue de la cause qui les a produits, on peut les ranger dans le troisième ordre du *Compendium*, on est forcé, en ne considérant que la lésion, de placer le premier de ces faits dans le premier ordre, et le second dans le cinquième ; et tous les deux dans la classe des hydropisies par altération du sang.

De ce qui précède, on peut se convaincre que la meilleure manière d'étudier les épanchements pleurétiques n'est pas celle qu'ont suivie les auteurs qui n'ont fait, pour l'étude de cette maladie, qu'admettre des faits accomplis, sans remonter aux causes qui leur donnent lieu et auxquelles sont subordonnées les différentes formes qu'ils peuvent revêtir.

Une première question doit être posée. Comment se développent les épanchements pleurétiques ? Subissent-ils la même loi que les autres inflammations ? La plèvre se suffit-elle à elle-même pour la constitution des produits exsudés ? Quelle est la part de son tissu propre, du sang qui rentre dans son épaisseur, des nerfs qui la mettent en communication avec le reste de l'économie, enfin de l'organe auquel son existence est subordonnée et dont elle facilite les mouvements et assure l'activité physiologique ?

Chaque point de l'économie a une double communication avec tous les autres points : l'une vasculaire et l'autre nerveuse. D'autre part, chaque organe, chaque tissu, représentent, dans leur expression élémentaire, un assemblage d'éléments parfaitement caractérisés, ayant chacun leur individualité propre, une structure spéciale, une genèse et une évolution particulières.

Un tissu peut-il s'enflammer à lui seul, c'est-à-dire sans la participation des capillaires et des nerfs? Je répondrai : non; au moins pour ce qui regarde les membranes dérivées du tissu cellulaire. D'ailleurs, ne sait-on pas que les cartilages d'encroûtement qui sont privés de la double communication vasculaire et nerveuse, dont nous avons parlé plus haut, ne deviennent jamais malades primitivement? Une maladie, et principalement une maladie aiguë, ne peut donc pas se produire sans la participation des vaisseaux et des nerfs. Examinons maintenant quelle est la part qui leur revient dans la production des lésions.

Le sang qui baigne tel ou tel tissu de l'économie étant le même que celui qui circule dans tout le corps, on conçoit aisément que ce ne peut être que par son intermédiaire que peuvent se produire les lésions déterminées par ce qu'on a appelé les diathèses, et celles qui sont dues aux maladies virulentes ou miasmatiques; aussi n'a-t-on jamais observé un cancer, ou des tubercules développés primitivement dans les cartilages permanents et non vasculaires, pas plus qu'on n'y a découvert des gommes syphilitiques ou toute autre production du même genre; enfin ne sait-on pas que les fongosités articulaires ne se développent sur les cartilages que de proche en proche et proviennent des parties voisines? Et cependant ces cartilages ne sont point dénués de vitalité, puisqu'ils peuvent fournir les éléments d'une régénération de cellules, alors que l'inflammation a détruit la surface épithéliale qui les recouvre, et qu'ils peuvent même déterminer la formation d'une cicatrice lorsqu'ils ont été le siége d'une solution de continuité (Broca).

Examinons maintenant quel est l'influence des nerfs dans la production des lésions; à notre avis cette influence est immense. C'est par leur intermédiaire que se produisent les maladies inflammatoires; ce sont eux qui sont les conducteurs de tel ou tel agent morbifique, qu'il provienne du dedans ou du dehors.

§ II.

Tout le monde sait ce qu'est une action réflexe ; cependant ce pouvoir des centres nerveux a été, il me semble, limité à un trop petit nombre de phénomènes, et quoique depuis Prochaska on ait beaucoup agrandi le rôle qu'il leur avait attribué, une foule d'actes normaux ou pathologiques doivent prendre place parmi les actions réflexes les plus incontestables.

Une certaine divergence d'opinion règne entre les physiologistes : ainsi Marshall Hall, M. Béclard, appellent mouvements réflexes des mouvements involontaires survenant à la suite d'une impression non perçue ; Prochaska et M. Longet pensent au contraire que la sensation fait partie du phénomène réflexe : nous nous rangeons à cette dernière opinion ; nous n'avons que trop d'exemples où l'impression, tout en déterminant un mouvement réflexe, est parvenue en même temps au *sensorium commune*.

Je n'examinerai pas ici la question de savoir si indépendamment des filets moteurs, sensitifs et trophiques, chaque nerf contient des faisceaux excito-moteurs spéciaux, faisant partie de ce que Marshall Hall a nommé *arcs diastaltiques*. Nous renvoyons le lecteur aux ouvrages suivants : *Aperçu du système spinal diastaltique*, par Marshall Hall ; Paris, Victor Masson, 1855 ; — Liégeois, thèse de Paris, *Anatomie et physiologie du nerf facial ;* — Cayrade, *Recherches cliniques et expérimentales sur les mouvements réflexes*, thèse de Paris, 1864 ; — *Introduction de M. Rouget aux leçons sur le diagnostic et le traitement des principales formes de paralysies réflexes*, par Brown-Séquard ; Victor Masson, 1864. Ce qui est certain, ce dont nous avons besoin pour déterminer le rôle de conducteur des nerfs dans la production des maladies, c'est que la communication nerveuse des tissus existe et qu'elle suffit à nous expliquer les actes physiologiques et pathologiques qui se passent dans tel point de l'économie, lorsque tel autre a été *impressionné* de telle ou telle façon. Je crois devoir entrer dans quelques détails pour bien faire comprendre ma pensée : lorsque sur un animal décapité on vient à pincer une des pattes du train postérieur, je suppose, les mouvements réflexes qui se produisent diffèrent suivant l'intensité de l'excitation; ainsi en pinçant de plus en plus fort la peau de l'animal, on pourra obtenir successivement la simple flexion de l'organe excité, puis celle de tout le membre, puis des mouvements dans celui du côté opposé; enfin, si l'excitation est très-forte, on aura des mouvements dans les quatre membres à la fois. Ainsi, comme premier point, nous pouvons noter ce fait, que l'acte réflexe est proportionné à l'intensité de l'impression.

Un second point qui mérite considération, c'est que le pouvoir réflexe diffère énormément d'un animal à l'autre, et que chez le même animal, il peut être plus ou moins vif suivant la saison : c'est ainsi qu'on peut poser en principe que la chaleur abrége la durée des mouvements réflexes, *mais qu'elle augmente leur énergie* (Cayrade, ouvr. cité, p. 48). Il résulte également des expériences de MM. Schiff, Brown-Séquard et Vulpian, que la soustraction du sang à la moelle épinière annihile *immédiatement* la force excito-motrice.

La nature de l'excitant a-t-elle quelque influence sur la production du mouvement? Il est possible que sur l'animal décapité, cette influence soit nulle ou minime, mais, sur l'animal vivant et en considérant la généralité des actions réflexes, cette influence est tellement considérable que tel mouvement ou tel acte ne peut être produit que par telle ou telle impression. Quelques exemples serviront à éclaircir ma pensée. 1° Lorsqu'on *chatouille* les flancs ou la plante des pieds d'une personne, on obtient le rire et des convulsions; vient-on, au contraire, à irriter ces surfaces différemment (pincement, brûlure, vésication), les phénomènes réflexes que nous venons de mentionner ne se produisent plus. 2° La vue d'une table bien servie nous met l'eau à la bouche, tandis que le spectacle d'un dîner de gargotte nous inspire le dégoût et amène quelquefois des vomissements. 3° Le chatouillement ou le frottement du pénis détermine l'érection, tandis que le pincement ou la brûlure ne donne lieu qu'à la douleur, etc.

Les exemples que nous venons de rapporter démontrent encore que certains actes réflexes se produisent sympathiquement. Quelques auteurs voudraient que le mot *sympathie* fût rayé du vocabulaire médical, sous prétexte qu'il laisse à l'esprit l'idée que les phénomènes réflexes se produisent au moyen des fibres du système ganglionnaire; ce n'est pas dans le sens anatomique du mot que nous employons cette expression, mais bien pour désigner que tel point de l'économie répond constamment, d'une manière spéciale, à l'excitation de tel autre; en d'autres termes, qu'il y a sympathie, dans le sens psychologique du mot. D'ailleurs, comme l'a dit M. Rouget, la plus grande partie des actes de la vie végétative ne sont autre chose que des actions réflexes. Les exemples abondent : je laisse à chacun le soin de les trouver, et je renvoie le lecteur aux ouvrages cités plus haut et aux suivants : *Traité de physiologie*, par Longet, tome II, 1860 (p. 276 et suiv.); *Physiologie du système nerveux*, par Claude Bernard. Nous rappellerons cependant que les actions réflexes peuvent s'établir non-seulement entre des organes qui ne reçoivent que des nerfs végétatifs, et que, par couséquent, chaque ganglion peut servir de centre aux arcs réflexes; mais encore que les phénomènes de cet ordre peuvent s'établir des nerfs sympathiques aux nerfs de la vie animale. Comme exemple du premier, je rappellerai les expériences de M. Claude Bernard sur le ganglion maxillaire (voyez Cayrade, ouvr. cité, p. 93); un spécimen du second nous est fourni par les convulsions qui surviennent chez les personnes qui ont des vers intestinaux.

Un autre ordre d'actions réflexes a été constaté dans ces derniers temps; je veux parler des phénomènes réflexes des nerfs vaso-moteurs. Déjà Pourfour-Dupetit et Dupuy avaient observé les différents phénomènes qui résultent de la section du grand sympathique; reprises dans ces derniers temps par MM. Claude Bernard et Brown-Séquard, ces expériences ont démontré la relation qu'il y avait entre l'augmentation de la chaleur et la congestion de la face, lorsqu'on vient à arracher le ganglion cervical supérieur. MM. Brown-Séquard et Tholosan ont fait voir que lorsqu'on plonge une main dans de l'eau très-froide, les vaisseaux de la main opposée se contractent; cette contraction des vaisseaux, visibles surtout aux veines superficielles, est d'autant plus prononcée que la sensation du froid et la douleur sont plus marquées. M. Rouget a observé, après la section du nerf sciatique, une élévation considérable de température du membre lésé, dépendant de la section des nerfs vaso-moteurs coupés avec le tronc sciatique; et du côté opposé il nota la diminution de la température produite par la contraction réflexe des vaso-moteurs.

En résumé, une impression faite sur telle ou telle partie de l'économie, par tel ou tel agent, pourra déterminer un acte réflexe dans un ou plusieurs autres points; et suivant que le nerf *exodique* ou de sortie appartiendra au système moteur ou trophique, nous pourrons avoir des mouvements, un excès de nutrition et de sécrétion, ou bien une diminution de nutrition, la réfrigération et la suspension des sécrétions. Ces différents actes réflexes sont-ils fortuits ou forcés? Ce que nous avons dit plus haut démontre qu'ils sont forcés. C'est ainsi qu'à la suite d'une impression faite sur la peau par le froid, nous pouvons avoir, comme premier acte réflexe, le phénomène de *la chair de poule;* puis, si le froid agit plus longtemps, nous obtenons le frisson (claquement de dents, tremblement musculaire général). L'impression est-elle plus durable, se manifeste-t-elle dans des conditions particulières (saisons, idiosyncrasies spéciales), l'excitation pourra être portée sur les ganglions sympathiques et déterminer la contraction des vaso-moteurs de certaines régions, ces régions pouvant être telle ou telle portion du centre nerveux et amener ce qu'on est convenu d'appeler une paralysie rhumatismale, par anémie des centres nerveux sous la dépendance desquels se trouve tel ou tel mouvement.

Mais l'excitation, au lieu de partir de la surface du corps, pourra siéger dans son épaisseur (reins, vessie, utérus, urèthre), et alors le phénomène de contraction vaso-motrice déterminera le même ordre de phénomènes paralytiques que dans le cas précédent. Comment guérit-on ces paralysies? La théorie et la pratique sont aujourd'hui d'accord pour admettre qu'il ne faut pas s'adresser à l'effet, *paralysie,* mais à la cause, *excitation;* aussi la rubéfaction, la vésication, l'électrisation superficielle sont les meilleurs moyens de curation employés dans le cas de paralysie dite rhumatismale; dans le cas au contraire où la paralysie réflexe est causée par l'irritation pathologique de la peau, des membranes muqueuses et séreuses, des viscères abdominaux ou thoraciques, et surtout des organes génitaux, il faut avant tout s'attaquer à l'excitation qui a déterminé ces différentes espèces de paralysie. (Voyez, pour plus de détails, Brown-Séquard, ouvr. cité; Graves, *Clinique médicale,* art. Paralysie réflexe.)

L'inflammation peut-elle être le résultat d'une action réflexe? En d'autres termes, un point ou une surface de l'économie, excités par tel ou tel agent, pourra-t-il survenir dans un organe plus ou moins éloigné du point ou de la surface excités, des phénomènes (de dilatation capillaire, d'exsudation, etc.) qui sont le caractère anatomique de l'inflammation? M. Claude Bernard a démontré avec quelle facilité on produit les lésions inflammatoires (depuis la stase sanguine jusqu'à la purulence) lorsqu'on vient à léser les ganglions sympathiques de la région; c'est ainsi qu'il a pu déterminer sur des chiens des pleurésies purulentes en arrachant les premiers ganglions thoraciques de l'animal. Il est facile, dans l'expérience que nous venons de citer, de comprendre par quel mécanisme ces lésions ont été produites. En effet, c'est de ces ganglions que partent les nerfs vaso-moteurs qui régissent la circulation de la séreuse et par conséquent sa nutrition; or, en arrachant les centres d'innervation de ces filets nerveux, on en détermine la paralysie et par conséquent la dilatation des vaisseaux, l'exsudation, etc.

Mais la simple impression sur un organe ou sur une surface, l'impression du froid sur la peau, je suppose, est-elle capable de déterminer par action réflexe la paralysie des vaisseaux, et par conséquent l'inflammation comme la provoquait tout à l'heure l'arrachement du ganglion? Évidemment oui. Il suffit pour cela que l'excitation faite sur le nerf ou les nerfs d'entrée soit plus forte que dans les cas où cette excitation a amené la simple contraction réflexe. Un exemple frappant de l'effet paralytique causé par l'excitation énergique de certains nerfs nous est fourni par les expériences pratiquées sur le nerf *vague*, en vue de déterminer le rôle qu'il remplit dans les mouvements du cœur. Voici en quoi elle consiste : lorsqu'on excite *légèrement* le nerf pneumogastrique, on obtient une précipitation de la contraction cardiaque; si au contraire on porte l'excitation à un plus haut degré, on détermine la diminution des mouvements du cœur et de ceux de la respiration. Cela tient en effet à ce que dans le premier cas le nerf pneumogastrique a agi du centre à la périphérie, tandis que dans le second, il a agi de la périphérie au centre, et a déterminé par action réflexe l'arrêt des mouvements; et la preuve en est que si on coupe en travers le nerf *vague*, et qu'on irrite le bout central, on obtient précisément cet arrêt de mouvement dont nous parlions, et si par contre on excite le bout périphérique, on détermine l'activité des contractions du cœur et de la respiration. (Voir, pour les détails et les conditions anatomiques de l'existence de ce fait remarquable, l'introduction de M. Rouget aux paralysies de Brown-Séquard.)

Telle est l'explication que les physiologistes modernes ont donnée des phénomènes si différents entre eux qui se produisent dans les nerfs de sortie ou exotiques, lorsqu'une impression a été transmise par le nerf incident ou d'entrée. Voyons maintenant si ces connaissances physiologiques peuvent être appliquées à l'étude des inflammations; et pour mieux fixer les idées, prenons l'exemple que nous avons déjà cité plus haut : je veux parler de l'impression du froid sur le tégument externe.

Un homme s'expose au froid : comme premier phénomène il

aura, avons-nous dit, *la chair de poule* par contraction réflexe des muscles élévateurs des bulbes pilo-sébacés. On pourra objecter que cette contraction a été produite par l'excitation portée sur les muscles mêmes, vu la situation superficielle de ces petits faisceaux contractiles; mais il me suffit de faire remarquer, pour détruire cette objection, que, lorsqu'on expose au froid une partie limitée de la peau, le phénomène de la chair de poule s'étend bien au delà de la portion sur laquelle a agi l'excitation, absolument comme dans l'expérience de M. Longet, le pincement du canal intestinal déterminait des mouvements qui n'étaient point bornés au lieu de l'irritation, mais qui se propageaient soit en haut, soit en bas, à une distance plus ou moins grande du point irrité (voyez Longet, ouvr. cité, t. II, p. 286). En second lieu, avons-nous dit, le froid plus intense produit le tremblement général et le claquement de dents; de plus la contraction des vaso-moteurs que dénotent la pâleur des tissus et le refroidissement des extrémités.

On conçoit parfaitement que l'action du froid, portée plus loin, puisse déterminer non point des phénomènes de contraction, mais des phénomènes de paralysie, et se traduire à l'observateur soit par la paralysie de tel ou tel groupe musculaire, soit par l'inflammation de tel ou tel tissu.

Tel est, suivant les physiologistes, le mode de développement des phlegmasies; pour nous, qui avons observé ces genres de lésions sur l'homme, nous ne nous déclarons point satisfait de cette interprétation, ou du moins nous pensons que si c'est au moyen des nerfs que se fait la transmission des impressions, de quelque nature qu'elles soient, que si, à la suite de cette impression, des actes morbides peuvent surgir, dans une portion quelconque du corps vivant, il y a entre ces deux phénomènes : *impression* et *détermination pathologique*, un intermédiaire capital. Cet intermédiaire n'est point telle ou telle cellule nerveuse qui, par ses pôles, relie le nerf incident au nerf réfléchi, mais bien l'économie entière, qui *juge* cette impression et la transforme suivant la constitution propre de l'individu, son idiosyncrasie particulière, l'état plus ou moins harmonique de ses organes, son âge, son sexe, etc.

La preuve qu'entre l'impression et l'éclosion de l'acte morbide, il y a le *jugement* de l'économie, c'est que les mêmes causes ne produisent pas chez le même individu les mêmes effets dans les mêmes circonstances, et que de plus, la même cause, agissant avec la même intensité, pendant le même espace de temps, sur des individus différents, agira de diverses manières, suivant les dispositions particulières de chacun de ces individus. Prenons un exemple : dix personnes s'exposent au froid dans les mêmes conditions : cinq n'auront rien ou presque rien, un peu de malaise, de la courbature tout au plus; sur les cinq autres, l'une attrapera une diarrhée, une seconde un coryza, une troisième un embarras gastrique, une quatrième une pleurésie ou une pneumonie, etc.

Tous ces faits sont bien certainement des exemples d'états pathologiques réflexes, mais ils ont tous quelque chose d'indépendant, car dans chacun d'eux l'économie a réagi à sa façon. En d'autres termes, elle a *jugé* l'impression avant de la transformer en acte morbide. Qui ne saisit, dès lors, la différence capitale qu'il y a entre les actions réflexes physiologiques et les actions réflexes pathologiques? Les premières sont forcées, toujours les mêmes, et par conséquent préétablies : la même excitation produit constamment le même acte; les secondes, au contraire, sont éventuelles et discrétionnaires, si je puis m'exprimer ainsi, de telle façon que, si avec M. Bouchut (*Path. gén.*, 1857, p. 8) on peut avancer que les *maladies sont des impressions transformées*, il faut ajouter qu'avant cette transformation, il y a eu *chose jugée*.

Des considérations précédentes il résulte clairement qu'un tissu quelconque ne peut, à lui seul, devenir malade, et qu'il a besoin, pour la formation des différentes altérations pathologiques dont il peut être le siége, de vaisseaux qui fournissent les éléments des divers exsudats (inflammatoires, cancéreux, syphilitiques, etc.), et de nerfs qui président au développement de ses altérations et qui en arrêtent ou en précipitent la marche.

La seule altération dont les éléments des tissus puissent être le siége, sans participation actuelle des vaisseaux et des nerfs, est celle qu'on pourrait appeler physiologique ou de vieillesse. C'est à cette dégradation fatale que sont dus l'amincissement des cartilages, l'infiltration opaque du pourtour de la cornée, le ramollissement cérébral sénile, etc.

Voyons maintenant, pour revenir à notre sujet, comment se produisent les épanchements pleurétiques, et à quoi tiennent les différences de composition qui les constitue. Rappelons d'abord que la plèvre, comme tous les tissus séreux qui enveloppent nos organes afin d'en faciliter les mouvements, quoique ayant une structure propre, n'a pas d'existence indépendante, et qu'on peut, par la pensée, supprimer tous les tissus séreux, sans que, pour cela, les organes contenus dans les trois grandes cavités splanchniques cessent de fonctionner aussi bien que lorsque les séreuses existent. Qui ne sait, d'ailleurs, la fréquence de l'adhérence complète du thorax au poumon, du péricarde au cœur, des intestins entre eux, sans qu'il résulte de bien grandes entraves dans le jeu régulier de ces organes? Tout le monde connaît également la facilité avec laquelle se produisent des bourses séreuses accidentelles partout où il y a des frottements et des mouvements plus étendus que ne le comporte la laxité des tissus. De telle façon qu'entre les mailles du tissu cellulaire séreux qui environnent nos organes et la séreuse la plus parfaite, il n'y a absolument qu'une différence d'étendue. Aussi, les maladies de ces dernières sont complétement assimilables à celles du tissu cellulaire. Si l'inflammation du tissu cellulaire est si souvent suivie de suppuration, cela tient tout simplement à ce que l'épanchement albumino-fibrineux qui se fait dans la cavité de ces mailles, étrangle les cloisons lamineuses qui les séparent et dans l'épaisseur desquelles se trouvent situés les vaisseaux; par suite, les éléments histologiques, privés de leur nourriture, sont frappés de mort et tombent en fonte purulente. Lorsqu'au contraire une séreuse vient à s'enflammer, l'exsudation qui se fait dans l'épaisseur de son tissu trouve toujours, du côté de la surface intérieure, une vaste cavité, dans laquelle peuvent s'épancher les produits de l'inflammation, sans autre dommage pour la région malade que celui qui résulte de la compression produite par l'abondance plus ou moins grande de l'épanchement. De telle façon que lorsqu'une pleurésie suppure, ce n'est pas à l'évolution naturelle de l'inflammation qu'il faut s'en prendre, ou à la nature différente de la maladie, comme le voudraient MM. Rilliet et Barthez (ouvr. cité, t. Ier, p. 580), mais bien à l'état de santé antérieur de l'individu, en d'autres termes, aux changements survenus dans la substance entière du corps; il résulte de là que toutes les pleurésies qui suppurent sont, de tout point, assimilables aux pleurésies secondaires, comme celles qui surviennent chez les tuberculeux scarlatineux ou dans l'état puerpéral.

Chez les enfants, au-dessous de 6 ou 7 ans surtout, la grande majorité des pleurésies arrive à suppuration, parce que chez ces petits êtres l'inflammation des tissus membraniformes offre une tendance marquée à l'extension ; chez eux la pleurésie occupe toute la surface de la plèvre, de telle façon que l'épanchement arrive en très-peu de jours à être relativement considérable. Un des poumons étant ainsi privé de ses fonctions, la nutrition qui doit non-seulement réparer les pertes, mais encore subvenir à l'accroissement, languit considérablement : une véritable cachexie se développe, la plèvre suppure. On conçoit dès lors combien les classifications sont difficiles à établir, puisqu'on ne peut les faire que sur des faits accomplis, et qu'elles ne peuvent servir à faire prévoir l'issue de la maladie dont l'évolution est soumise à une foule d'éléments hétérogènes : l'âge du malade, sa constitution, l'étendue de l'inflammation, et probablement aussi la constitution médicale régnante. Malgré ces difficultés, on verra dans le cours de ce travail qu'on peut établir quelques distinctions basées principalement sur les deux circonstances suivantes : l'état antérieur de santé, l'âge du malade, la cause qui a déterminé l'épanchement.

§ III.

La connaissance des actions réflexes peut-elle servir à des applications utiles en thérapeutique ? Lorsqu'on interroge les écrits et la pratique des médecins sur le traitement des épanchements pleurétiques, on remarque, non sans étonnement, la plus grande divergence dans leurs opinions : les uns, et c'est la minorité, disent que le traitement énergique est plutôt nuisible qu'utile, car il n'abrége en rien la durée de la maladie, et qu'en débilitant ainsi le malade, on favorise plutôt la suppuration de la plèvre et l'issue funeste de l'affection ; d'autres, au contraire, et c'est le plus grand nombre, veulent qu'on institue dès le début un traitement antiphlogistique des plus énergiques ; telle était l'opinion de Baglivi et de presque tous les médecins anciens, telle a été encore dans ces derniers temps l'opinion des autorités les plus considérables : Laënnec, Andral, Bouillaud. La plupart des auteurs ont peu tenu compte de l'état bilieux que les observations de Stoll avaient rendu si évident dans les différentes affections de poitrine. La pleurésie a-t-elle une marche lente et chronique, ce sont les dérivatifs, les révulsifs et les hydragogues qui doivent faire les frais de la médication ; mais encore ici tous ces moyens ont été conseillés beaucoup plus pour se conformer à la tradition que par conviction de leur utilité.

Ce que nous avons dit dans les pages précédentes sur le pouvoir réflexe a sans doute fait pressentir au lecteur, que nous croyons fermement à la puissance de la médication révulsive, qui ne peut agir bien évidemment que par action réflexe. Or, n'avons-nous pas démontré plus haut que, dans l'état physiologique déjà, les actions réflexes avaient quelque chose de sympathique ; qu'en d'autres termes, pour obtenir tel ou tel acte, il fallait agir sur telle ou telle partie préférablement ou exclusivement ? Dès lors, n'est-il point probable que, dans les maladies inflammatoires, et spécialement dans celles où l'exsudat est considérable, comme la pleurésie, l'action des dérivatifs doit être très-puissante, pourvu qu'on choisisse avec discernement et le médicament qu'on doit employer et le lieu de son application ou de son action élective (s'il s'agit d'un médicament interne). Et d'ailleurs, les crises qui s'observent dans un grand nombre de maladies, lorsqu'on n'en trouble pas la marche naturelle par un traitement intempestif (voyez Baglivi, *Médecine pratique*, trad. Boucher, 1851, p. 433), les crises sont-elles autre chose que des actions réflexes établies spontanément?

Les anciens médecins avaient si bien senti l'utilité de ces crises que, lorsqu'elles n'apparaissaient pas le jour où ils étaient dans l'habitude de les observer, ils tâchaient de les provoquer par des moyens artificiels. C'est à cette idée de l'utilité des mouvements critiques pour la curation rapide et radicale de la maladie que nous devons à l'antiquité l'une des grandes méthodes thérapeutiques, la révulsion. Malheureusement, pour les maladies de poitrine en général et pour la pleurésie en particulier, les préceptes qu'ils nous ont laissés n'ont pas une grande valeur à cause de la confusion regrettable qui régnait dans la connaissance et le diagnostic des lésions. Cependant leurs conseils sont encore suivis aujourd'hui dans un grand nombre de circonstances: telle est l'application des ventouses sur les mamelles en vue d'arrêter une hémorrhagie utérine (Galien); l'application du froid sur le scrotum pour diminuer la congestion pulmonaire et arrêter l'hémoptysie, les vésicatoires dans les maladies internes, etc.

En rappelant ces faits à la connaissance des médecins, et en essayant de leur donner l'interprétation physiologique, nous avons eu pour but de montrer la puissance réelle de la dérivation d'une part, et d'autre part de prouver que, pour ce qui regarde les maladies de poitrine, c'est tout un art à trouver.

Les recherches auxquelles nous nous sommes livré à ce sujet ne nous ont pas donné des résultats assez importants et assez nets pour mériter d'être consignés ici; la chose pouvait être prévue et se conçoit facilement. En effet, si 30 ou 40 faits peuvent suffire pour faire l'étude symptomatique et anatomique d'une maladie, des milliers d'observations sont nécessaires pour établir l'utilité de telle ou telle méthode curative ; ce n'est donc qu'après des recherches multipliées qu'on pourra établir sur des bases solides les trois points suivants qui résument la médication dérivative :

1° Le moment opportun ;

2° Le lieu d'élection ;

3° Le choix du médicament.

ÉTUDE

SUR LES DIFFÉRENTES ESPÈCES

D'ÉPANCHEMENTS PLEURÉTIQUES

ET SUR LEUR TRAITEMENT

MÉDICAL ET CHIRURGICAL

> In animi etiam notione reponantur, quæ ad morborum curationem pertinent, eorumque modi, quot, et quo modo in singulis se habent. Hoc enim in re medica principium, medium et finem obtinet.
>
> (HIPPOCRATE, *de Decenti habitu*, cap. IV.)

Quelle que soit la cause et l'origine des dépôts qui se font dans la cavité pleurale, ils méritent une attention toute spéciale de la part des médecins, lorsque la quantité de liquide qui les constitue est considérable; car alors leur présence dans une cavité peu dilatable, dans laquelle sont contenus deux des organes qui constituent le trépied de la vie, entrave plus ou moins le jeu libre et régulier de ces organes et amène des accidents toujours préjudiciables, souvent funestes.

Un épanchement pleurétique, simple ou double, mérite donc de fixer toute l'attention du médecin : celui-ci, pour être vraiment utile à son malade, doit non-seulement établir l'existence de l'épanchement, ce qui, dans l'état actuel de la science, est la chose la plus facile du monde, mais encore prendre en considération tous les éléments capables de le conduire à une thérapeutique rationnelle, tels que l'âge du malade, l'époque d'apparition de l'épanchement, sa composition (autant que possible).

Pour mettre de l'ordre dans la description des épanchements de la plèvre, nous commencerons par en exposer brièvement l'anatomie et la physiologie pathologiques.

ANATOMIE PATHOLOGIQUE.

Dans cet article, nous allons successivement examiner la quantité de l'épanchement, ses qualités (liquide et fausses membranes), l'état du poumon, enfin les lésions qu'on peut trouver dans d'autres organes et qui sont souvent étroitement liés à l'épanchement.

1° *Quantité de l'épanchement.* — La quantité de liquide qu'on peut trouver sur le cadavre, dans la cavité de la plèvre, est extrêmement variable; elle oscille entre quelques cuillerées et plusieurs litres; les cas les plus remarquables sont les deux suivants : celui de Laënnec qui trouva dans un épanchement idiopathique 12 livres de sérosité (*Auscultation médiale,* édit. Andral, 1837, p. 537); et celui de Larrey qui a cité un cas dans lequel 16 pintes de sérosité se sont écoulées de la poitrine (citation empruntée au *Compendium de médecine,* t. V, p. 11). Lorsque l'épanchement n'est que de quelques cuillerées à 200 ou 300 grammes, qu'il n'est pas accompagné de fausses membranes, lorsque surtout il est double et accompagné d'une transsudation analogue dans les autres séreuses, il est raisonnable de penser qu'il s'est effectué dans les derniers moments de la vie et peu après la mort : ce sont principalement les maladies à longue agonie qui déterminent ce genre de lésions.

2° *Qualités de l'épanchement.* — Les matériaux exsudés par la plèvre ne sont souvent que quelques fausses membranes; elles sont déposées à la fois sur le feuillet costal et sur le feuillet pulmonaire de la séreuse; souvent on trouve aussi une petite quantité de liquide : ces lésions se rencontrent dans ce que j'appellerai les *pleurésies de voisinage* qui accompagnent les pneumonies lobaires, la tuberculisation miliaire généralisée et quelquefois la péricardite suraiguë. Dans ce dernier cas, c'est sur la portion médiastine de la plèvre qu'on observe ce genre d'altération.

Mais cette espèce de pleurésie ne se rencontre jamais seule sur le cadavre ; nul doute cependant que ces lésions n'existent chez les individus atteints de pleurésies sèches primitives, dont la clinique de M. Andral nous offre de si beaux exemples (Andral, *Clinique médicale*, 1840, tome IV, p. 405 et suivantes).

Passons maintenant à la description des épanchements liquides avec ou sans fausses membranes. Lorsque l'épanchement n'est pas dû à l'inflammation primitive ou secondaire de la plèvre elle-même, en d'autres termes lorsqu'il est produit soit par un état général, soit par une lésion matérielle de l'organe central de la circulation, on observe les particularités suivantes : le liquide est ténu, plus ou moins transparent, d'une couleur citrine, ou quelquefois rosée, ou bien encore sanguinolente (*purpura*, *scorbut*), et dans quelques circonstances constitué par du sang presque pur, comme l'ont observé Laënnec (*Auscultation médiate*, tome II, p. 545, ouvr. cité, et M. Andral, ouvr. cité, t. III). D'autres fois, comme dans les plaies pénétrantes de poitrine, le sang épanché est tout à fait pur et alors sa résorption se fait avec la plus grande rapidité, à moins d'accidents dus soit à l'intolérance de la plèvre (inflammation, suppuration), soit à l'action imtempestive du chirurgien (1).

Lorsque le liquide est citrin, et c'est le cas le plus habituel, il contient peu de matières plastiques, une grande quantité de chlorures, et surtout de chlorure de sodium ; enfin il ne devient pas louche par le repos et ne se prend pas en une masse tremblotante.

(1) Voyez, pour les détails, Trousseau, *Clinique médicale*, t. I, p. 692, 1860; Legouest, *Traité de chirurgie d'armée*, 1863, p. 463 et suivantes.

C'est cette espèce de liquide qui constitue les énormes épanchements dont nous avons parlé plus haut.

Dans le cas où l'épanchement est produit par l'inflammation de la plèvre, on trouve à l'autopsie le liquide souvent transparent, si la pleurésie était subaiguë. Mais, lorsque celle-ci a une grande acuité, l'épanchement est trouble, en totalité ou en partie; il contient une plus ou moins grande quantité de fausses membranes, libres ou adhérentes à la plèvre par un ou plusieurs points : cet aspect louche du liquide ne tient pas tant en général aux globules de pus qui y sont contenus, mais plutôt aux grumeaux albumino-fibrineux qui se forment par le refroidissement. En effet, le liquide qu'on extrait par la thoracentèse pratiquée dans un cas de pleurésie aiguë est la plupart du temps complétement transparent; et ce n'est qu'après refroidissement qu'on observe d'abord quelques points semi-opaques, puis bientôt de véritables fausses membranes, et finalement la transformation en une gelée tremblotante de toute la masse. Enfin, dans quelques circonstances, le liquide est séro-purulent, ou même constitué tout à fait par du pus.

Un autre caractère des épanchements inflammatoires de la plèvre, c'est la présence constante des produits plastiques étalés en membranes sur les deux faces de la séreuse. Plus ou moins épaisses, suivant les cas, vascularisées, stratifiées quand elles sont très-anciennes, comme tomenteuses et villeuses à leur face interne, lorsque le liquide est purulent, elles circonscrivent, de toutes parts, l'épanchement qui est maintenu ainsi dans une position à peu près fixe.

Il est rare que le kyste dont nous venons de parler occupe toute l'étendue de la plèvre; ce n'est guère que dans les pleurésies par perforation (et lorsque, bien entendu, la plèvre n'est pas déjà le siége d'anciennes adhérences), ou dans les épanchements considérables qui ont suppuré tardivement, que toute la cavité pleurale représente un vaste kyste pseudomembraneux. Aussi, chez les enfants dont les pleurésies suppurent avec une grande rapidité, la pleurésie est elle souvent limitée à une portion de la plèvre.

3° *État du poumon.* — Lorsque l'épanchement est considérable, le poumon est, on le conçoit, plus ou moins diminué de volume. Dans l'hydrothorax proprement dit, idiopathique ou symptomatique, il peut reprendre, par l'insufflation, son volume normal, à moins que la maladie n'existe depuis très-longtemps. Dans les épanchements inflammatoires aigus ou chroniques, on observe une foule de variétés, suivant les cas : la surface de l'organe est comme chagrinée, par suite du plissement de la plèvre viscérale, qui est recouverte d'une ou de plusieurs couches pseudo-membraneuses, dont la surface libre, qui est en contact avec le liquide, présente les aspects les plus divers : ainsi, tantôt plus ou moins lisse, régulière, comme dans un cas que nous avons observé à l'hôpital Beaujon (il existait un hydropneumothorax); tantôt, au contraire, cette surface est hérissée de mamelons peu consistants qui indiquent que la pleurésie est de date récente, ou bien qu'une inflammation aiguë s'est développée sur la surface atteinte depuis longtemps de phlegmasie chronique. Enfin, la surface du poumon peut être comme villeuse, très-vascularisée : c'est dans le cas de pleurésies enkystées qu'on remarque surtout cette disposition; elles ont une grande tendance à s'ouvrir au dehors. En voici un exemple :

OBSERVATION Ire.

Pleurésie enkystée avec abcès sous-cutané; appareil symptomatique grave; mort imminente; thoracentèse, soulagement immédiat. Mort au bout de cinq jours; autopsie.

B..... (Guillaume), 43 ans, cocher, entre à l'hôpital Beaujon (service de M. Sée) le 24 juin 1863; il est couché au n° 22 de la salle Saint-Jean. Quelques heures après son entrée, nous le trouvâmes à la visite du soir dans l'état suivant : décubitus dorsal un peu incliné sur le côté droit, bras pendant hors du lit, face vultueuse, bouche entr'ouverte, narines contractées, infiltration générale, peau brûlante et humide, pouls rapide et petit, mais régulier; à la partie latérale droite, dans un espace correspondant aux huitième, neuvième, dixième côtes, existe une tumeur oblongue, molle, dépressible, fluctuante, réductible : chaque inspiration la fait diminuer, tandis qu'elle augmente dans l'inspiration; une matité complète existe autour de la tumeur : cette matité remonte en haut jusqu'à la troisième côte. La respiration précipitée du malade, l'état d'anéantissement et de complète insensibilité dans lequel il se trouvait m'empêchèrent d'examiner avec soin les autres organes : je jugeait la mort imminente, et je pratiquai l'opération de l'empyème *de nécessité :* 1000 grammes de pus s'écoulèrent par la canule; le malade revint à lui peu à peu; mais ses réponses étaient tellement confuses, que nous ajournâmes au lendemain l'interrogatoire et l'examen plus attentif du malade.

Le 22 juin au matin, le chef de service approuva notre conduite. — Il examina le malade, et voici le diagnostic porté : pleurésie suppurée, carnification du poumon (souffle rude, mêlé de crépitation ; matité notable dans toute la hauteur du poumon); affection grave du cœur (matité à la région précordiale, battement tumultueux et confus; inflammation secondaire aiguë des reins (dysurie, œdème général). Les réponses du malade n'ont pas plus de lucidité que la veille, et on lui fait dire à peu près ce qu'on veut qu'il dise; cependant il est calme, mais la fièvre est encore vive, les sueurs copieuses. — On ordonne comme traitement une tisane rafraîchissante et de l'extrait d'aconit et de digitale en pilules ; lavement simple.

Le 23 et le24 janvier, il n'y a pas d'amélioration. La plaie extérieure est fermée et la poche sous-cutanée a disparu. L'auscultation dénote que la poche intérieure elle-même s'est oblitérée.

Le 25 et le 26, aggravation de l'état général : la langue se sèche, le malade ne répond plus aux questions. La fièvre est ardente; les sueurs, profuses.

Le 27, le malade meurt à six heures du matin.

Autopsie, vingt-huit heures après la mort. La rigidité cadavérique est peu prononcée. Un commencement de putréfaction existe; dans la poitrine, nous trouvons le cœur volumineux, ramolli et adhérent au péricarde par des fosses membranes encore molles ; le poumon gauche est sain et libre de toute adhérence ; le poumon droit, refoulé dans la moitié supérieure de la cavité pleurale, présente les signes de l'inflammation chronique; à la partie inférieure, nous remarquons le kyste comme ratatiné et revenu sur lui-même. Il contient à peine 200 ou 300 grammes de pus ; ses parois sont épaisses de 4 millimètres, très-résistantes et d'une couleur blanche mêlée de rose. Sa surface interne offre un aspect velouté des plus réguliers et une coloration ardoisée tout à fait analogue à celle de la muqueuse vésicale chroniquement enflammée. Les reins sont volumineux, congestionnés et farcis de petits abcès non enkystés.

L'*état du poumon* diffère notablement suivant les cas : nous avons déjà dit que, dans l'hydrothorax proprement dit, il lui était facile de prendre son volume normal où à peu près normal ; mais, dans les pleurésies purulentes, l'organisation des fausses membranes qui l'enveloppent, et, par suite, le tassement de ses fibres sous l'influence de la rétraction de ce tissu inodulaire qui l'enveloppe, constituent des entraves puissantes au développement de cet organe, suivant que la maladie est plus ou moins ancienne. Cependant il n'est pas rare de voir cet affaissement irrémédiable du poumon dans des cas de pleurésie purulente qui datent à peine de quelques jours. Je signale ce fait d'une manière toute particulière à l'attention du lecteur, qui aurait encore quelques scrupules de pratiquer la thoracentèse avant l'explosion de phénomènes graves du côté de la respiration.

OBSERVATION II.

Pleurésie purulente à marche rapide, mais non inquiétante; thoracentèse au bout de vingt-cinq jours; diagnostic du siége et de l'état du poumon pendant l'opération; pronostic grave. Mort au bout de dix jours.

La petite J..... (Sylvie-Florentine), âgée de 4 ans 1/2, est entrée à l'hôpital des Enfants le 2 avril 1864. Sa mère raconte qu'elle est d'une bonne santé habituelle, et elle affirme que sa maladie ne date que de quatre jours, et que le début en a été signalé par les symptômes d'une violente pleurésie : frisson, fièvre, point de côté, toux sèche et fréquente. A la visite du soir nous trouvons : le pouls à 144, la respiration à 60, le point de côté nul; la sœur de service nous raconte qu'elle tousse peu et sec; décubitus sur le côté gauche. L'inspection fait voir une voussure marquée de la région pectorale; aucune irrégularité de la partie inférieure de la poitrine, si ce n'est l'absence de l'abaissement et de l'élévation des côtes pendant la respiration. La matité est complète en avant, en arrière et sur le côté, jusqu'à la région stomacale qui, au contraire, offre une résonnance tympanique qui occupe à peu près les deux derniers espaces intercostaux. L'auscultation nous montre l'absence du murmure respiratoire dans toute la région occupée par la matité. Le cœur est un peu dévié à droite dans une situation à peu près verticale. Le poumon droit respire parfaitement. Le lendemain 3 avril, la fièvre est moindre et la respiration moins accélérée ; on institue le traitement suivant : tisane diurétique, potion gommeuse avec 5 centigrammes d'extrait de digitale; vésicatoire volant sur le côté malade.

Les jours suivants, la petite malade paraît se trouver mieux : le décubitus dorsal et même le décubitus latéral droit sont possibles, quoique fatigants. Augmentation fébrile le soir.

Le 16 avril la diarrhée survient, l'amaigrissement se prononce; même état local. La question de la thoracentèse, déjà agitée, vient de nouveau à l'esprit.

Les jours suivants l'amaigrissement fait des progrès rapides, la diarrhée continue. L'état local est le même, et cependant la fréquence de la respiration est notablement diminuée. On se décide à pratiquer l'opération, que je fis le 23 avril : un flot de pus verdâtre, épais, inodore, s'écoula par la canule; mais à peine avions-nous obtenu 150 grammes de liquide, que l'écoulement commença à diminuer, et, au bout de 250 grammes, il ne sortit plus rien par la canule. Un long stylet d'argent, introduit dans la canule, nous donna immédiatement l'explication de ce fait. En effet, nous pûmes, par des mouvements de rotation imprimée à la partie extérieure du stylet, nous assurer que le poumon s'était éloigné de la paroi thoracique et qu'il était réduit à une simple lame rejetée contre le médiastin.

Le soulagement procuré par l'opération fut de courte durée, et le malade succomba dix jours après.

Autopsie faite vingt-six heures après la mort. — Toute la cavité de la plèvre est remplie de pus mêlé à quelques fausses membranes; ces produits sont contenus dans un kyste à parois résistantes qui tapisse la face externe du poumon, les côtes et le diaphragme; la portion de la plèvre qui forme l'angle dièdre costo-diaphragmatique est saine dans une hauteur de 4 ou 5 centimètres. Le poumon, réduit à une lame antéro-postérieure de 1 centimètre d'épaisseur, est collé contre le médiastin et recouvert par une fausse membrane épaisse et résistante qui le maintient dans cette position.

Lésions qu'on trouve dans les autres organes. — Lorsque l'épanchement est dû à une inflammation franche de la plèvre, il arrive souvent qu'on ne trouve à l'autopsie que les traces de la phlegmasie. Mais, dans d'autres circonstances, on trouve plusieurs autres lésions. C'est ainsi qu'on a rencontré des pneumonies ultimes, ce qui est rare, ou bien des pneumonies développées en même temps que la pleurésie; des péricardites, surtout dans la pleurésie gauche, etc. Lorsque l'épanchement, au contraire, est symptomatique, on a trouvé les altérations les plus variées : des tubercules, le cancer, etc., dans le poumon, ou bien des affections graves du cœur, des reins, du foie et de la rate.

Lorsque le malade est mort subitement ou presque subitement, il arrive fréquemment qu'on ne trouve pas à l'autopsie les lésions qui expliquent la terminaison funeste, et alors on admet la mort par syncope; mais dans un certain nombre d'observations on trouve notée l'existence d'une embolie, comme nous le verrons quand nous nous occuperons de la terminaison; dans d'autres cas (lorsque l'épanchement est double et qu'il a subi tout à coup une augmentation considérable), l'autopsie révèle les lésions attribuées à la mort par suffocation, comme dans l'observation suivante :

OBSERVATION III.

Varioloïde légère; œdème aigu des membres inférieurs, survenu quelques jours après la guérison d'éruption; disparition rapide de l'œdème; apparition immédiate d'un hydrothorax double à marche rapide; augmentation subite de l'hydropisie. Mort.

La nommée B..... (Joséphine) est entrée à l'hôpital Beaujon, Salle Sainte-Eulalie, n° 29 (service de M. Sée), le 15 mars 1864 : elle est d'une bonne constitution et n'a jamais eu de maladie grave. L'affection qui l'amène à l'hôpital est une varioloïde discrète, qui guérit en huit jours, sans aucune espèce de traitement; quatre ou cinq jours après, elle se trouvait tellement bien qu'elle demanda à aller en convalescence au Vésinet. Mais le surlendemain elle se plaignit d'un peu de malaise et d'inappétence; elle était sans fièvre, respirant parfaitement, sans embarras des voies digestives. Nous n'attachâmes, pas plus que la malade, aucune importance à cet accident. Le lendemain le même état se présente à la visite du matin, mais sans aggravation aucune. On administra un purgatif salin à la malade et on ordonna d'envelopper ses jambes dans de la ouate, après les avoir frictionnées. Trois jours après, l'œdème avait presque complétement disparu, mais il était survenu un symptôme plus inquiétant, l'oppression; l'auscultation nous révéla une diminution du murmure respiratoire plus prononcée en bas qu'en haut, sans souffle et sans égophonie.

Traitement. Frictions sur les membres, boule d'eau chaude aux pieds, sinapismes prononcés sur les cuisses et les jambes.

Le lendemain, même état que la veille. — Eau de Sedlitz.

Le surlendemain la respiration paraît plus fréquente; l'auscultation permet toujours de percevoir l'existence du murmure respiratoire très-affaibli, il est vrai, dans toute la hauteur du thorax. A la visite du soir, nous trouvons la malade demi-assise dans son lit : la parole est brève, saccadée; la respiration courte, haletante; la percussion nous révèle une augmentation de la matité qui porte sur toute la hauteur de la poitrine et des deux côtés; la respiration s'entend encore mais faible et lointaine. J'ordonnai l'application immédiate de sinapismes sur les membres inférieurs et de frictions générales avec un morceau de flanelle chauffée, et je me promis de revenir voir la malade vers les huit heures. Malheureusement j'oubliai la pauvre souffrante; l'interne de garde ne fut point appelé, et la malade succomba à onze heures dans la nuit.

Autopsie faite trente-cinq heures après la mort. Les deux plèvres sont remplies d'une quantité énorme de sérosité citrine que nous évaluons à 5 litres. Aucune trace d'exsudats solides. Les poumons congestionnés étaient parsemés de petites ecchymoses sous-pleurales. De pareilles ecchymoses existent, mais en petite quantité, sous le feuillet séreux du péricarde. Les branches de l'artère pulmonaire ont été suivies jusque dans leurs plus petites ramifications, mais nous n'avons pu trouver aucune trace de caillots obturateurs. Le cœur, et surtout le cœur droit, était rempli de sang concrété et noir.

SYMPTOMES.

§ Ier.

Je m'occuperai d'abord des symptômes fournis par l'examen de la poitrine : ils sont fournis par l'inspection, la palpation, la mensuration, la percussion et l'auscultation.

Inspection. — Ce moyen n'est applicable qu'au cas où l'épanchement est assez considérable; et alors, en regardant attentivement la poitrine, on remarque du côté malade l'immobilité plus ou moins complète des côtes, un effacement des espaces intercostaux, lesquels, dans quelques circonstances, font une saillie marquée, au lieu d'être dessinés par des enfoncements; enfin un agrandissement en masse de tout le côté lésé ou seulement de la moitié supérieure, comme cela arrive de préférence chez les enfants.

Palpation. — Ce mode d'exploration, que M. Monneret a étudié d'une manière très-complète, fournit un signe très-important pour les collections liquides de la plèvre : c'est la diminution plus ou moins prononcée ou l'absence totale des vibrations thoraciques, lorsque le malade parle ou crie; on conçoit facilement que ce manque de *consonnance* est en rapport direct avec l'épaisseur de la couche de liquide interposée entre le poumon qui transmet et la main qui recueille. Chez les enfants cependant, il faut des épanchements excessifs, pour que ce signe soit appréciable, et alors c'est sur le plan latéral qu'il faut le chercher; car, en avant et en arrière, les vibrations persistent très-intenses par la transmission de celles du côté opposé aux côtes, au moyen de la colonne vertébrale en arrière et du sternum en avant. On peut également par la palpation sentir, dans quelques cas exceptionnels, la fluctuation. L'existence de ce phénomène, niée par M. Chomel dans son article *Pleurésie* du Dictionnaire en 30 volumes, a eu manifestement lieu dans plusieurs cas observés par MM. Monneret, Fleury et Cruveilhier. Dans un cas d'épanchement excessif, nous avons senti d'une manière très-nette le *flot de liquide*.

Mensuration. — La simple inspection de la poitrine fait toujours voir d'une manière certaine l'ampliation plus ou moins considérable du côté affecté; mais elle ne peut déterminer avec précision l'augmentation *relative*, et surtout les oscillations qui résultent de l'augmentation ou de l'absorption de l'épanchement. Déjà Laënnec avait proposé de mesurer la poitrine des pleurétiques pour évaluer plus exactement la quantité du liquide contenu dans la plèvre; Colin, plus tard, mit en usage le ruban métrique; bientôt M. Chomel proposa le compas d'épaisseur ; enfin M. Woillez inventa le cyrtomètre, instrument qui sert non-seulement à évaluer la circonférence de la poitrine, mais aussi qui garde la forme des corps sur lesquels il se moule, et permet de déterminer exactement les changements apportés dans les différents diamètres de la région. Je renvoie pour la description de l'instrument et son usage au *Dictionnaire de diagnostic médical* publié par M. Woillez en 1862, pages 255 et suiv., et pages 553 et suiv. Nous nous sommes souvent servi de cet instrument et nous avouons que son utilité nous a paru contestable chez l'adulte et complétement nulle chez l'enfant.

Percussion. — Deux ordres de phénomènes sont obtenus par ce moyen dans les épanchements pleurétiques : 1° une matité plus ou moins absolue, avec défaut d'élasticité dans tous les points qui correspondent au liquide; 2° une sonorité souvent exagérée dans les régions où s'est réfugié le poumon refoulé. La matité a pour caractère d'être complète toutes les fois que la couche de liquide a plus de 2 centimètres d'épaisseur, et d'être accompagnée d'une résistance très-pénible pour le doigt percuté.

Ce signe est tellement caractéristique des collections liquides, qu'il a servi à plusieurs médecins à déterminer avec précision le siége et la forme des épanchements enkystés et leur mobilité, lorsque le liquide est libre dans la cavité pleurale; c'est encore grâce à la percussion qu'on a pu établir que c'est dans les gouttières costales, au-dessous de l'angle inférieur de l'omoplate, à 7 ou 8 centimètres environ des épines vertébrales, que s'amasse le liquide dans les épanchements à leur naissance (Damoiseau, thèse de Paris, 1845, pages 17, 18 *et passim*). On a également pu déterminer par la percussion la forme du kyste pseudo-membraneux qui maintient le liquide. On peut dire, en thèse générale, que dans les pleurésies aiguës la matité a les limites suivantes : la colonne vertébrale sur la ligne médiane; en bas la gouttière costo-diaphragmatique; en haut et en dehors l'épanchement est limité par une ligne courbe à convexité supérieure, qui part de la quatrième ou cinquième vertèbre dorsale, coupe obliquement la fosse sous-scapulaire et traverse le plan latéral, en passant par une ligne oblique pour rejoindre le cartilage commun des fausses côtes à 4 ou 5 centimètres de l'appendice xiphoïde. A mesure que l'épanchement augmente, la matité monte aussi, en décrivant des courbes concentriques ayant la forme irrégulièrement parabolique que nous avons notée plus haut. Le poumon est refoulé en haut, en avant et en dedans, de telle façon que la percussion fournit d'autant plus de sonorité qu'on s'éloigne davantage des limites de l'épanchement.

Un phénomène très-remarquable dans l'histoire des signes physiques de la maladie qui nous occupe et qui a longtemps embarrassé les médecins est l'existence, à la partie antérieure et supérieure, d'une sonorité exagérée, ayant le plus souvent un timbre *tympanique creux*. Skoda a démontré que ce tympanisme est dû non pas à la présence de gaz développés spontanément dans la cavité pleurale, mais bien à la présence du poumon lui-même. On trouvera dans son ouvrage (*Traité de percussion et d'auscultation*, par Skoda, traduction du Dr Aran, 1854, pages 18 et suiv.) les expériences qui ont servi à établir ce fait, et une critique très-judicieuse du traducteur.

Ce tympanisme tend à se réfugier de plus en plus vers l'angle claviculaire. Il est remplacé par la matité qui monte d'arrière en avant et de bas en haut, au fur et à mesure que le liquide est sécrété en plus grande abondance. Dans quelques cas cependant, ce son tympanique, au lieu de se montrer sous la clavicule, se réfugie dans la fosse sus-épineuse et au haut de l'aisselle. Nous avons eu l'occasion d'observer deux fois cette anomalie ; elle était très-marquée dans l'observation suivante qui présente un grand intérêt sous plusieurs rapports.

OBSERVATION IV.

Rhumatisme articulaire aigu généralisé, compliqué de péricardite et de pleurésie gauche deux fois récidivée ; phénomènes insolites d'auscultation et de percussion. Guérison.

T..... (Marie), âgée de 18 ans, est couchée au n° 48 de la salle Saint-Catherine (Enfants malades, service de M. Blache). Le 29 janvier, jour de son entrée, elle présente les phénomènes suivants : gonflement, rougeur et douleur des articulations du pied et des poignets. — La pression provoque un peu de douleur au niveau des jointures des genoux et du coude droit. — Les épaules sont libres; absolument rien dans le cœur et dans les plèvres; douleur insupportable aux attaches du diaphragme et dans tout l'hypochondre droit; ventre également endolori. — Langue saburrale. — Constipation; peau chaude et moite; pouls large et développé, battant cent fois à la minute; agacement nerveux. — 10 centigrammes d'extrait de digitale en pilules. Chiendent sucré. Envelopper les articulations malades dans de la ouate.

Le 30. Même état. — Même prescription.

Le 31. Irradiation de la douleur à la région précordiale : matité, souffle superficiel et profond. Le poumon gauche paraît respirer moins bien. — Vésicatoire volant. Le reste du traitement *ut supra.*

Le 1er février. Aggravation de tous les symptômes. Souffle considérable au cœur. Respiration bronchique en arrière au lieu d'élection; matité assez marquée dans toute la hauteur de la partie antérieure du côté gauche, et en arrière depuis l'épine de l'omoplate jusqu'en bas.

Les jours suivants, l'inflammation des jointures commence à se dissiper, et le 10 février, elles étaient tout à fait libres; mais du côté de la poitrine, il survint des phénomènes tout à fait insolites : la région précordiale et toute la partie antérieure de la poitrine devinrent complétement mates; il en est de même du plan latéral et de la partie postérieure; une sonorité élastique est révélée par la percussion dans la fosse sus-épineuse et dans le haut de l'aisselle.—Les battements du cœur sont confus et lointains. — Pas de souffle au poumon en avant, tandis qu'en arrière il persiste, mais moins fort. — Large vésicatoire volant en arrière, digitale 15 centigrammes, pilule de cynoglosse pour le soir; lavement purgatif.

Le 13 février. Les bruits du cœur deviennent plus distincts et plus superficiels, quoique un peu masqués par un léger souffle péricardique. La respiration commence à s'entendre en avant, nonobstant la matité qui persiste. — En auscultant la partie postérieure, nous fûmes surpris d'entendre un énorme souffle, synchrone au pouls, ayant son maximum d'intensité près de la colonne vertébrale et surtout au niveau de la quatrième vertèbre dorsale. Ce souffle était tellement intense, qu'il masquait les phénomènes stéthoscopiques pulmonaires. Nous auscultâmes à nouveau la région précordiale, et nous pûmes nous assurer, pour la seconde fois, que le souffle que nous venons de décrire ne provenait pas d'une lésion du cœur. Avions-nous affaire à une aortite rhumatismale, ou bien l'artère aorte était-elle englobée dans un exsudat périphérique qui la faisait adhérer à la plèvre, qu'elle soulevait à chaque diastole en déterminant des frottements? Nous inclinâmes vers cette dernière hypothèse; notre vénéré maître, M. Blache, étant absent dans ce moment, nous demandâmes avis à M. Roger ; celui-ci pencha plutôt pour l'existence de lésions dans l'intérieur de l'aorte.

Le 16. La pleurésie paraissait presque complétement résorbée; il en est de même de la péricardite; cependant le souffle aortique avait pris une telle intensité, qu'il s'entendait dans tous les points de la poitrine; mais il conservait toujours son maximum près de la colonne vertébrale. Cet intensité était telle, que ce n'est qu'avec la plus grande attention qu'on pouvait ausculter le cœur et surtout le poumon gauche. La fièvre avait d'ailleurs complétement cessé, la malade demandait à manger.

Jusqu'au 1er mars, la malade alla tous les jours de mieux en mieux; le souffle aortique lui-même avait diminué d'une manière notable, l'apyrexie était complète, mais les forces revenaient difficilement. Le 6 mars, elle eut une récidive de l'épanchement pleurétique avec fièvre, point de côté, matité, etc. Le souffle aortique augmenta de nouveau d'intensité. Le 14 mars, la respiration commença de nouveau à s'entendre dans toute la hauteur du poumon gauche. Le souffle aortique diminua aussi d'intensité.

A partir de ce moment, elle entra franchement en convalescence, et le 20 avril, jour de sa sortie, elle était dans l'état suivant : État général excellent, respiration parfaite dans les deux poumons, quoiqu'un peu plus faible à gauche; le souffle de l'aorte est si léger, qu'on l'entend à peine ; le cœur semble battre sur une plus large surface : le second bruit n'est pas aussi net et aussi éclatant qu'à l'état normal.

Enfin la percussion réunie à la palpation permet de déterminer les déplacements qu'ont subis les autres organes ; nous traiterons ce point avec plus de détail à l'article *Diagnostic*.

Auscultation. — Les signes fournis par l'auscultation ne sont pas moins précieux que ceux dont nous nous sommes occupé plus haut. Un diminution plus ou moins prononcée du murmure respiratoire ou son absence complète, un souffle tubaire plus ou moins fort, suivant les circonstances, quelquefois un léger souffle d'expiration (épanchements considérables), enfin l'égophonie, tels sont les phénomènes stéthoscopiques au niveau de la matité. Dans les épanchements moyens, on entend souvent, au-dessus de l'épanchement et au niveau de la partie la plus élevée, une respiration bronchique et, si des mucosités existent dans les bronches, un véritable gargouillement caverneux. Mais tous ces signes n'ont point la même fréquence et la même valeur. Nous verrons à l'article *Diagnostic* et à propos de la thoracentèse le parti qu'on peut tirer de l'auscultation, pour reconnaître l'épanchement et préciser la quantité.

§ II.

Occupons-nous maintenant des symptômes dits *rationnels* et de ceux qui sont fournis par l'examen des autres organes et par les principaux appareils.

La *douleur* existe dans presque tous les cas d'épanchements inflammatoires ; elle siége habituellement sous le mamelon, mais il n'est pas rare de rencontrer des pleurétiques qui se plaignent de douleurs qui siégent dans des régions plus ou moins éloignées. Ainsi nous avons vu un malade qui se plaignait d'une douleur à la clavicule (Hippocrate); un autre, dans l'hypochondre droit, la pleurésie étant gauche (Laënnec); enfin un troisième qui souffrait dans la colonne vertébrale, au niveau de l'épine de la sixième vertèbre. Dans les épanchements subaigus, dans l'hydrothorax proprement dit, la douleur est nulle ou insignifiante ; dans ces cas, c'est plutôt un sentiment de plénitude ou de distention que ressentent les malades. Lorsque la douleur existe, il est rare qu'elle ne cesse au bout de trois ou quatre jours, ou au moins qu'elle ne diminue considérablement d'intensité. Si, après avoir disparu, elle reparaît avec une grande violence, c'est un indice certain de la recrudescence de l'inflammation.

Le *decubitus* a lieu habituellement du côté malade, pour peu que l'épanchement soit considérable, mais il n'est pas rare de trouver sous ce rapport les plus grandes différences ; aussi ne lui accorde-t-on aucune confiance pour le diagnostic ; tout au plus est-il bon à mettre sur la voie.

J'en dirai autant de la *dyspnée*, qui est très-variable suivant les sujets et suivant la période de la maladie. Ainsi, très-forte au début des épanchements inflammatoires, alors qu'il y a à peine quelques centaines de grammes de liquide, elle se calme peu à peu au fur et à mesure que la maladie fait des progrès, à moins que l'épanchement n'augmente avec une grande rapidité. Dans les collections qui se sont établies lentement et qui sont très-volumineuses, la dyspnée et l'oppression sont généralement très-marquées. Cependant M. Andral, M. Trousseau et bien d'autres, ont relaté des exemples d'épanchements énormes sans que les malades respirassent avec difficulté.

Le *pouls* offre un caractère que les auteurs modernes ont généralement passé sous silence. Galien avait déjà noté que, dans la pleurésie, il était *petit et dur*, et que les médecins inexpérimentés prenaient souvent sa dureté pour de la force. Baglivi avait une telle confiance dans la dureté du pouls, qu'il en faisait le signe pathognonomique de la pleurésie. Les recherches que j'ai faites sur ce point m'ont conduit à des résultats que je vais formuler en quelques lignes: Au début de l'épanchement inflammatoire, le pouls est *petit et concentré*, mais *il n'est pas dur;* plus tard, si la phlegmasie occupe une grande surface, il se développe un tout petit peu et n'acquiert jamais l'ampleur qu'il a dans la pneumonie et le rhumatisme articulaire aigu. Lorsque l'orgasme inflammatoire s'est calmé, le pouls toujours petit acquiert une certaine dureté. Dans tous les épanchements séreux, froids ou inflammatoires anciens, non compliqués de quelque autre lésion, il est constamment très-petit et plus ou moins dur, tellement que, lorsque, dans un cas de collection liquide de la plèvre, on observe un pouls large et développé, on peut affirmer qu'il y a une des deux complications suivantes : 1° inflammation des bronches, du poumon, du cœur ou de quelque autre partie du corps; 2° transformation purulente de l'épanchement, avec persistance ou recrudescence de l'inflammation.

Lorsque la collection est considérable, le pouls devient irrégulier et, dans un cas d'asphyxie imminente, il est imperceptible.

Du côté des voies digestives, on remarque les symptômes les plus variés : l'épanchement est-il inflammatoire, aigu, franc, la langue est saburrale, il y a de l'inappétence et un peu de constipation dans les premiers jours ; plus tard, si l'épanchement persiste, l'appétit renaît, mais faiblement ; il ne devient impérieux que lorsqu'une résorption rapide s'est déjà emparée de l'exsudat. Lorsque l'épanchement est chronique, monopleural et dû à une irritation primitive de la plèvre, il est rare que l'appétit se conserve ; les malades mangent *pour se donner des forces*, et jamais parce qu'ils ont réellement faim ; que si l'épanchement est purulent, même sans travail inflammatoire actuel, l'inappétence est la règle ; la diarrhée survient, mais faible et facile à arrêter, au moins pour quelque temps, à moins de complications tuberculeuses. C'est surtout chez les enfants qu'on observe cette complication fâcheuse.

Les sécrétions sont plus ou moins perverties ; la peau est sèche au début et dans le cours des épanchements moyens. Si l'épanchement suppure, la peau s'humecte légèrement, vers le soir, au cou, aux aisselles, à la paume des mains ; lorsque le liquide augmente rapidement, de manière à mettre le malade en danger de mort immédiate, une sueur profuse couvre toute la superficie du corps ; en même temps, on observe l'orthopnée, la cyanose, etc.

Un symptôme qui n'est pas rare dans les épanchements abondants, c'est l'œdème partiel : il est limité le plus souvent au bras correspondant au côté malade ; il envahit quelquefois le cou et la moitié de la face du côté affecté, et même la paroi thoracique. C'est dans les pleurésies purulentes qu'il est le plus fréquent.

Cet œdème de voisinage est dû à la compression veineuse.

Dans d'autres circonstances, on a noté un œdème cachectique des membres inférieurs, sans albuminurie et sans affection du cœur.

Enfin, lorsqu'il y a des lésions de l'organe central de la circulation, ou bien maladie de Bright, on peut observer l'œdème symptomatique de ces maladies.

DIAGNOSTIC.

Un malade étant donné, a-t-il ou non un épanchement? Pour résoudre cette question il faut faire ce que M. Grisolle conseille pour le diagnostic de l'anévrysme de la crosse de l'aorte, ce que d'ailleurs Arétée de Cappadoce voulait qu'on fît pour reconnaître la pleurésie même. « Opus est autem omnia hæc (symptomata) inter se « consonare, atque conspirare ab una causa pendentia. Quotquot enim « ex his sparsim alia ab alia causa proveniunt, » etc. (*De Causis et signis morborum*, édit. Wigan, p. 15; Lausanne, 1772). En effet, il n'y a pas un seul des symptômes que nous avons passé en revue, qui ne puisse se rencontrer dans des maladies tout à fait différentes; aussi les erreurs de diagnostic, qui ne sont malheureusement pas aussi rares qu'on le croit, tiennent presque toujours à un examen superficiel et incomplet.

Mais, si, après avoir interrogé le malade qui indiquera au médecin le mode de début de la maladie (existence ou non du frisson, du point de côté, époque du début), si, après avoir noté les principales circonstances de l'habitude générale du corps (état de maigreur, décubitus, etc.), on passe à l'exploration directe de la poitrine, on arrivera toujours à un diagnostic précis, pourvu qu'on se serve de tous les moyens d'examen que nous avons étudiés dans le chapitre précédent : inspection, palpation, mensuration, percussion et auscultation.

C'est ainsi, par exemple, qu'on ne prendra point pour un épanchement pleurétique un pneûmothorax, dans lequel on observe plusieurs symptômes des collections liquides de la plèvre, tels que : l'immobilité des côtes, la dilatation du côté affecté, etc.; mais la résonnance tympanique considérable, le souffle amphorique (fistule pleurale), le bruit de flot hippocratique, et le tintement métallique, lorsqu'une certaine quantité de liquide se trouve mêlée aux gaz, sont autant de signes qui permettent de le différencier.

On ne prendra pas non plus pour une collection de la plèvre un anévrysme de l'aorte, parce que la compression des bronches aura produit l'absence du murmure respiratoire, et que la tumeur, devenue énorme, aura déterminé une matité plus ou moins étendue.

Un hydropéricarde en a laissé imposer quelquefois pour une pleurésie, chez les enfants surtout; en effet, dans ce cas, pourvu que l'hydropisie soit considérable, on peut avoir une matité très-étendue au côté gauche du thorax, avec absence du bruit vésiculaire, etc., mais un examen attentif permettra d'établir que les battements du cœur n'existent plus, tandis que dans un épanchement pleurétique gauche, on les retrouve derrière le sternum ou vers son bord droit, et que la matité dans l'hydropéricarde, portée à ses limites extrêmes, envahit plus ou moins le côté droit de la poitrine; enfin la déformation n'est pas la même dans les deux cas.

M. Dolbeau, dans son excellente thèse inaugurale (1856), a appelé l'attention des médecins sur les erreurs de diagnostic auxquelles ont donné lieu les grands kystes de la surface convexe du foie. En vertu des conditions physiologiques opposées, dans lesquelles se trouvent l'abdomen et le thorax pendant l'inspiration (voir art. *Abdomen*, par P. Bérard, dans le Dict. en 30 vol.), les kystes de la face supérieure du foie tendent toujours à pénétrer dans la poitrine s'ils contiennent plus de 1 litre de liquide, surtout lorsqu'ils siégent sur la portion du foie qui est logée dans l'hypochondre droit; dans ces cas, on observe plusieurs des signes qu'on pourrait à bon droit attribuer à des collections liquides de la plèvre : *douleur de côté au début* (observ. 1, 2, 4, 5, 6, 7 de la thèse citée; dans tous ces cas on a cru à une pleurésie); *jamais d'ictère*; *matité remontant jusqu'à la 2e ou la 3e côte*; *voussure de l'hypochondre*; *cœur refoulé à gauche*, etc. Malgré les nombreuses erreurs qui ont déjà été commises à ce sujet (1), on peut espérer qu'à l'avenir on pourra établir

(1) M. Dolbeau pense que les kystes hydatiques siégeant dans le thorax et

un diagnostic précis, si on a égard aux particularités suivantes : l'existence, dans quelques cas, d'hémorrhagies (épistaxis, obs. 1; métrorrhagie, obs. 2), l'abaissement considérable du foie qui descend quelquefois jusqu'à l'ombilic, ce qui permet de sentir la fluctuation de la portion abdominale de la tumeur; enfin la nature de la déformation qui serait différente dans les deux cas : dans les épanchements pleurétiques, l'ampliation, quoique prononcée à la partie inférieure, porte sur tout le côté malade, et lorsque le foie est assez descendu pour faire une saillie dans l'abdomen, il y a matité complète jusqu'à la clavicule; dans les kystes du foie, au contraire, la matité ne remonte jamais au delà de la 2e ou de la 3e côte, et alors le foie fait une saillie énorme, et la fluctuation peut être sentie dans l'abdomen.

L'examen de la poitrine par les cinq moyens d'exploration que nous avons énumérés au commencement de ce chapitre permettra toujours de différencier la pleurésie d'avec la pneumonie franche ou bâtarde, la tuberculose, la gangrène, la mélanose, etc.; mais, dans un grand nombre de circonstances, ces maladies se compliquent d'épanchements dans la cavité de la plèvre. On pourra cependant voir, en examinant attentivement le malade, si la pleurésie est simple ou si elle complique une des lésions dont nous venons de parler.

Ainsi s'agit-il d'une pleuro-pneumonie, on aura en même temps les signes qui caractérisent ces deux maladies; par conséquent la matité sera complète, comme dans la pleurésie; le souffle sera très-fort, un peu aigre, et s'étendra dans une grande étendue; il y aura en même temps des crachats sanglants; la fièvre violente, le pouls *plein et développé*, etc. Que si la pleurésie s'est développée en même

---

qu'on a cru avoir pris naissance dans la plèvre sont presque tous des kystes de la surface convexe du foie, émigrés dans la poitrine; aussi révoque-t-il en doute le siége pleural du kyste observé par M. Vigla, qui en a fait la base d'un très-intéressant mémoire.

temps que des tubercules pulmonaires, le diagnostic ne pourra être qu'approximatif, et se basera surtout sur des considérations tirées de l'hérédité, de la durée de la maladie et des symptômes qui viennent se surajouter, tels que la persistance de la fièvre, la diarrhée, l'amaigrissement rapide, etc. Lorsque au contraire un épanchement pleurétique aigu ou chronique se sera formé à une époque plus ou moins avancée de la phthisie pulmonaire, les antécédents, les signes physiques et rationnels des tubercules des poumons serviront à établir le diagnostic d'une manière presque certaine, si la pleurésie est double (Louis); si l'épanchement est simple, mais siégeant à droite, il y aura encore de grandes probabilités (Aran).

Il ne faudra pas cependant se trop hâter de diagnostiquer un pleurésie tuberculeuse parce qu'on aura trouvé au sommet du poumon ou à la limite supérieure de l'épanchement les signes qu'on attribue habituellement aux cavernes pulmonaires (souffle caverneux, gargouillement, pectoriloquie).

On sait aujourd'hui, grâce aux recherches de MM. Rilliet, Barthez, Monneret, Trousseau, Landouzie, etc., que tous ces symptômes se retrouvent dans les épanchements pleurétiques les plus simples; mais dans ce dernier cas les signes de l'amphoricité sont transitoires, s'observent habituellement dans le décours de la maladie, ou bien alors que l'épanchement n'a pas envahi toute la cavité de la séreuse.

Quant aux épanchements secondaires produits par des tumeurs cancéreuses siégeant dans le poumon seul ou dans les poumons et les plèvres, je ne crois pas qu'on puisse arriver à un diagnostic précis, à moins que des tumeurs analogues n'existent dans d'autres régions du corps. On trouve dans Laënnec, la Clinique de M. Andral, la thèse de M. Lacaze-Duthiers, plusieurs exemples de ces pleurésies symptomatiques qui n'ont été reconnues telles qu'après la mort.

Il nous reste un dernier point à examiner pour compléter l'étude du diagnostic : Y a-t-il des signes capables de faire reconnaître la nature du liquide épanché? Dans la grande majorité des cas la chose est possible.

Ainsi, dans l'hydrothorax par obstacle à la circulation veineuse, locale ou générale, le liquide est constamment formé par une sérosité transparente, et coïncide alors avec une maladie du cœur, du poumon, du foie, des reins, etc. Lorsque au contraire l'épanchement s'est développé par action réflexe, à la suite d'excitations faites soit à la peau, soit à d'autres organes, la nature du liquide diffère suivant l'état antérieur de santé dans lequel se trouvait le malade et suivant sa constitution propre. Ainsi, dans une pleurésie aiguë survenue chez une personne bien portante auparavant, le liquide est séreux ou séro-sanguinolent; et si l'inflammation passe à l'état chronique, il peut garder indéfiniment cet état. Les épanchements survenus dans le cours du rhumatisme articulaire aigu sont toujours séreux; nous n'avons pas encore vu d'exception à cette règle; nous n'avons non plus trouvé dans les auteurs que le rhumatisme déterminât des pleurésies suppurées, excepté dans Stoll. Chez les tuberculeux ou chez les individus qui sont simplement sous l'empire de la diathèse sans manifestation, les collections de la plèvre prennent facilement le caractère purulent. J'ajouterai cependant que chez les enfants, la transformation purulente est une terminaison fréquente des pleurésies qui *paraissaient devoir être franches*. Les pleurésies secondaires qui surviennent dans la scarlatine, la rougeole, l'état puerpéral, sont le plus souvent purulentes. Quelques signes peuvent servir également à diagnostiquer la transformation purulente du liquide, tels sont la fièvre revenant le soir, le pouls devenant plein et large de petit et dur qu'il était; la coloration de la pommette correspondant au côté malade, etc.; mais ces signes n'ont rien de pathognomonique. Nous avouons nous être trompé deux fois : dans un cas nous avons diagnostiqué une pleurésie purulente, et la thoracentèse nous a fourni un liquide clair qui s'est transformé en gelée par le refroidissement; dans l'autre nous avons fait l'erreur inverse (voir obs. 8 et 17).

MARCHE, DURÉE, TERMINAISON.

La marche des épanchements varie suivant la cause qui les a produits. Lorsqu'ils sont dus à l'inflammation aiguë de la plèvre, lorsqu'ils surviennent brusquement pendant le cours d'une rougeole, d'une scarlatine, après la disparition ou la dessiccation rapide d'un eczéma étendu, etc., une quantité très-considérable de liquide peut se former en un temps très-court : c'est là l'hydrothorax aigu des auteurs. Je ferai remarquer que, dans ce cas, on est tenté d'estimer la quantité de l'épanchement de beaucoup au-dessus de ce qu'elle est en réalité : cela tient à ce que le poumon n'est pas encore habitué à la compression, et probablement aussi à ce que son parenchyme est le siége d'une fluxion sanguine plus ou moins considérable; c'est même, à mon avis, de cette façon que s'explique l'extrême dyspnée qu'on observe au début de la pleurésie aiguë, alors que la quantité de liquide est à peine de quelques cuillerées.

Si l'hydropisie des plèvres est liée à un obstacle à la circulation veineuse, à une maladie du cœur, etc., l'épanchement se forme lentement et n'augmente que peu à peu : *hydrothorax chronique* des anciens auteurs.

La marche de la maladie est ordinairement régulière : il est rare qu'on observe des oscillations dans le niveau de la matité du jour au lendemain. Dans les épanchements aigus, il est assez fréquent de voir la collection liquide arriver à son summum en vingt-quatre ou trente-six heures, et mettre ainsi dix ou quinze jours à se résorber. Cependant il ne faut pas toujours, dans ces cas, estimer la quantité de liquide par le niveau de la matité; en effet, M. Hirtz, de Strasbourg, a démontré que, dans les premiers temps de l'épanchement inflammatoire, le liquide est répandu en nappe sur une surface plus ou moins considérable du poumon, et que, plus tard, lorsque la fièvre est tombée, si une résorption rapide ne s'empare pas de l'exsudat, le liquide tend à gagner les parties déclives de façon à faire croire que les produits exsudés ont commencé à rentrer dans le torrent circulatoire. On conçoit dès lors que, dans ces conditions, l'épanchement puisse augmenter d'une manière notable, sans que la percussion révèle le fait; c'est alors que l'examen attentif des déplacements subis par les organes avoisinants devient d'un grand secours pour le diagnostic.

La *durée* des épanchements de la plèvre varie suivant la cause et la nature de l'épanchement, suivant son mode de développement et suivant les individus.

Un épanchement inflammatoire aigu, chez un sujet bien portant, met habituellement de quinze à trente jours pour se résorber, mais il n'est pas rare d'en observer qui ne durent que six à huit jours, juste le temps que met une synoque à parcourir ses différentes périodes: nous possédons plusieurs observations de ce fait. En voici un qui s'est passé dernièrement à l'hôpital des Enfants, dans le service de M. Blache.

OBSERVATION V.

Pleurésie gauche avec épanchement. Guérison en huit jours.

M..... (Eulalie-Joséphine), bonne constitution, bien développée pour son âge, malade depuis le 16 avril, à la suite d'un refroidissement prolongé.

Le premier jour de sa maladie (16 avril) elle fut prise subitement de frissons, de vomissements et d'un point de côté sous le mamelon gauche. Les deux premiers symptômes cessèrent au bout de quelques heures et firent place à la fièvre; le point de côté persista. Même état le 17 avril. — Pour tout traitement, sinapisme au front et aux pieds, cataplasme *loco dolenti*.

Le 18 avril elle entre à l'hôpital. A la visite du matin nous trouvons : la langue sale, la douleur de côté vive, le pouls fréquent, *petit et dur;* matité complète à la partie postérieure et latérale du côté gauche du thorax, ayant pour limite supérieure l'épine de l'omoplate; souffle aigre au lieu d'élection, égophonie dans toute la portion mate de la poitrine; diminution marquée des vibrations thoraciques, pas d'ampliation du côté malade; respiration fréquente et pénible; toux sèche et sans crachats; peau chaude, constipation. Traitement : chiendent sucré avec nitrate et acétate de potasse, de chaque 2 grammes; vésicatoire volant large comme la paume de la main, à la partie postérieure du côté gauche.

Le lendemain la fièvre avait diminué, le point de côté avait disparu.

Les jours suivants, amélioration de plus en plus marquée. Enfin, le 24 avril, disparition de la matité, du soufle, de l'égophonie; retour de la respiration, sans crépitation.

Les faits semblables à celui que nous venons de rapporter sont d'un très-grand enseignement pour la pratique. En effet, si au lieu d'imiter la sage conduite de M. Blache, on avait institué, dès le début, un traitement aussi énergique que paraissait le commander l'intensité de l'affection, on n'aurait pas manqué d'attribuer à la médication ce qui certainement appartient aux efforts de la nature.

Lorsque l'épanchement survient dans le cours d'un rhumatisme articulaire aigu, sa durée habituelle est de quinze jours. Nous avons déjà donné un fait de ce genre (voy. obs. 4).

En voici un second :

OBSERVATION VI.

Rhumatisme articulaire aigu généralisé; endo-péricardite légère et fugace; pleurésie gauche. Guérison; chorée générale (légèrement hémiplégique gauche) survenue quelques jours après la guérison.

T..... (Léontine), âgée de 14 ans, est une fille peu développée pour son âge, et cependant elle est réglée depuis un an; la dernière époque s'est terminée le 16 janvier pendant sa maladie.

Bien portante auparavant, elle fut prise, le 12 janvier 1864, de mal de gorge et de nausées sans vomissements; le lendemain ses pieds se tuméfièrent, elle fut forcée de s'aliter. D'autres articulations se prirent, la respiration devint gênée et s'accompagna de douleurs siégeant particulièrement au côté droit et à l'épigastre. — Un émétique a été administré au début, et un large vésicatoire a été appliqué sur le ventre.

Le 19, elle entre à l'hôpital des Enfants (salle Sainte-Catherine, n° 11). A la visite du soir, nous constatons l'état suivant: les articulations tibio-tarsiennes des deux côtés, celles du genou droit et de la hanche gauche ainsi que les deux poignets, sont engorgées et douloureuses. L'épigastre et les attaches antérieures du diaphragme sensibles à la pression. Dyspnée considérable sans le moindre phénomène à l'auscultation; très-léger souffle superficiel au cœur; matité plus grande à la région précordiale; fièvre modérée, pouls large et plein, à 100; langue saburrale, constipation, peau modérément chaude et couverte d'une sueur profuse. La malade se plaint beaucoup de la surface dénudée par le vésicatoire qu'on lui a mis en ville.

Le 20 au matin, M. Blache confirme notre diagnostic, et, prenant en considération surtout les douleurs de la malade, il ordonne 10 centigrammes d'extrait thébaïque, en 10 pilules, à prendre d'heure en heure jusqu'à sédation.

Le lendemain, la malade va beaucoup mieux. Le surlendemain (22 janvier), la douleur du thorax se localise vers le mamelon gauche, et on peut constater une diminution du murmure respiratoire et un peu de souffle au lieu d'élection. La percussion ne donne que des résultats douteux. La fluxion articulaire a beaucoup diminué, la fièvre persiste, la malade est demi-assise dans son lit, sa respiration est très-pénible. — Vésicatoires à gauche et en arrière.

Le 23, nous constatons une amélioration notable dans l'état général; cependant l'état local s'est aggravé, le souffle est plus intense, la matité accentuée.

Le 24. La malade raconte qu'elle a bien dormi la nuit et que sa douleur a disparu; l'épanchement paraît stationnaire, à en juger par l'étendue de la matité, mais sa quantité est plus considérable, car la percussion révèle un son complétement mat et sec, et l'auscultation, l'absence du bruit respiratoire.—L'opium est suspendu, on ordonne une tisane diurétique; un peu de nourriture solide.

Le 25 et le 26, *ut supra*.

Le 27. Le cœur est revenu à son volume normal; aucun bruit ne se fait entendre. L'état local s'améliore de jour en jour, l'appétit renaît; une pâleur anémique remplace la turgescence vasculaire des premiers jours.

Le 1er février. La respiration commence de nouveau à s'entendre vers le bord spinal de l'omoplate, en même temps que du frottement pleural dans les parties déclives.

Le 8. La respiration s'entend bien partout, les frottements persistent encore jusqu'au 15.

Immédiatement après, la chorée commence à se développer: elle est légère, généralisée, un peu hémiplégique gauche.

Aujourd'hui, 1er mai, l'état général est excellent; quelques mouvements un peu amples, mais sans désordre, persistent encore.

Lorsque l'hydrothorax aigu est dû à une pneumonie, sa durée est subordonnée à celle de l'inflammation pulmonaire; il est de règle que l'épanchement se résorbe avant que l'organe de l'hématose soit complétement revenu à son état normal. J'ai vu un cas dans lequel, la pneumonie passée, l'épanchement a persisté encore trois jours.

L'hydrothorax aigu métastatique offre une durée variable; il amène rapidement la mort, si l'on n'agit pas énergiquement.

Quant aux épanchements chroniques, leur durée est très-variable: ceux qui sont dus à un obstacle à la circulation veineuse persistent autant que la cause qui les a produits. Ceux, au contraire, qui se sont développés sans cause organique appréciable ont une durée variable, suivant la composition et la quantité du liquide : elle est au moins de quatre ou cinq mois.

Terminaison. — La terminaison la plus fréquente des épanchements pleurétiques, considérés en masse, est certainement la guérison.

Lorsque la mort arrive, elle peut être produite par la compression exercée sur les poumons ou sur l'un d'eux; par la présence dans la poitrine d'un liquide délétère (pus fétide); par une supuration trop longtemps prolongée, le liquide ayant été évacué à l'extérieur, spontanément ou artificiellement, et l'ouverture demeurant fistuleuse; par le marasme dans lequel la compression trop longtemps prolongée du poumon jette le malade.

Lorsque la guérison a lieu, elle se fait : par la résorption d'une partie de l'exsudat et par la transformation de l'autre partie en fausses membranes (épanchement inflammatoire); par la résorption complète du liquide épanché (hydrothorax); par l'évacuation spontanée du liquide à l'extérieur; par l'évacuation artificielle de la collection.

Je ne dirai rien des deux premiers modes de guérison, pour lesquels je renvoie aux ouvrages déjà cités de Laënnec, Andral, Bouillaud, etc.; l'évacuation artificielle sera traitée plus loin (voy. Thoracentèse); quant à l'évacuation spontanée à l'extérieur, elle peut se faire de deux manières : 1° à travers les parois thoraciques; 2° à travers les bronches, communiquant avec la cavité de la plèvre, par une fistule pulmonaire. Dans le premier cas, la perforation n'est pas située au point le plus déclive, comme on pourrait le supposer *a priori*, mais bien dans le voisinage et un peu en dehors du mamelon, entre la troisième et la sixième côte. Cette remarque est de M. Cruveilhier, qui a même vu un cas de collection purulente enkystée au sommet de la cavité pleurale, qui s'était fait jour au dehors par un trajet fistuleux, siégeant derrière la clavicule. Enfin on a cité des exemples dans lesquels la fistule pleurale venait déboucher à l'abdomen.

Lorsque l'évacuation se fait par les bronches, la fistule peut siéger sur différents points de la surface du poumon, mais, en général, elle est située sur la partie latérale. Le résultat ultime de la perforation pulmonaire peut être ou la guérison, comme nous allons en citer un exemple tout à l'heure, ou bien la mort; dans ce cas, elle peut arriver par la suffocation causée par l'irruption brusque d'une grande quantité de liquide dans les bronches, ou bien par le marasme que détermine une suppuration interminable, et quelquefois aussi par l'infection putride produite par la résorption du liquide ayant acquis des qualités délétères.

Nous avons vu deux cas de perforation pulmonaire à la suite d'un épanchement purulent de la plèvre : un de ces malades est mort dans le marasme; l'autre, qui a guéri, a présenté cette particularité que la fistule pulmonaire s'est établie peu de temps après l'évacuation d'une petite quantité de liquide par la thoracentèse. Voici en quelques mots l'histoire de ce fait :

OBSERVATION VII.

Pyothorax; thoracentèse vomique consécutive. Guérison.

Une fille de 4 ans et demi entre dans le service de M. Blache avec une pleurésie. Au bout de trois mois, il n'y avait pas trace de résorption; l'oppression était devenue considérable, l'enfant maigrissait; on fit la thoracentèse; il s'écoula 300 grammes de liquide environ.

Huit jours après, elle fut prise d'un accès de suffocation qui se termina par l'expectoration d'une grande quantité de pus.

Au bout de six semaines, la malade était guérie. La poitrine s'était considérablement rétrécie du côté affecté; mais, au bout de quatre mois, le côté malade s'est de nouveau dilaté et a repris presque les proportions du côté sain. (Communication orale de M. Gouraud, interne.)

De quelque manière que l'évacuation ait lieu dans les épanchements pleurétiques anciens, la guérison ne peut se faire qu'au prix d'une déformation que Laënnec a parfaitement décrite, et qui a des conséquences très-différentes suivant l'âge des malades.

Voici le mécanisme et les résultats de cette déformation : lorsque le liquide a trouvé une issue au dehors, si l'épanchement date de loin, le poumon comprimé ne pouvant se dilater assez pour prendre la place du liquide, l'évacuation est incomplète; elle est déterminée par les côtes distendues outre mesure et qui en vertu de leur élasticité reviennent sur elles-mêmes, et par l'expansion du poumon, laquelle est d'autant plus faible que la maladie existe depuis un plus long temps. Il en résulte qu'il arrive un moment où l'équilibre s'établit, et alors le liquide ne peut s'écouler que par petits jets et dans les accès de toux ou pendant les grands efforts. Or, si un travail adhésif s'établit à la périphérie du kyste purulent, au fur et à mesure que l'adhésion gagne la partie centrale de la poche, le poumon et la paroi thoracique sont sollicités l'un vers l'autre avec une force évidemment égale. Alors, si le poumon a subi des altérations telles qu'il ne puisse se dilater que peu ou point, ce qui est le cas le plus fréquent, ce sera la paroi extérieure qui viendra combler le vide, à mesure que la cicatrisation du foyer se fera. Ceci nous explique pourquoi les enfants dont les côtes ont une extrême souplesse guérissent si souvent; et pourquoi en revanche cette guérison est rare chez l'adulte et surtout chez le vieillard, dont les côtes sont rigides et très-peu mobiles. En même temps que s'opère cet enfoncement des côtes, la colonne vertébrale subit une déviation latérale à concavité dirigée vers le côté malade et située à la région dorsale. Une déviation en sens inverse ou de compensation a lieu à la région lombaire.

Chez les enfants cette difformité disparaît avec l'âge, au bout d'un temps quelquefois très-long, plusieurs années par exemple; dans un âge plus avancé, elle peut diminuer d'une manière sensible, mais le plus souvent elle reste stationnaire.

PRONOSTIC.

Les développements que nous avons donnés dans le chapitre précédent rendent inutiles de trop longs détails sur le pronostic que nous avons pour ainsi dire implicitement étudié à propos des symptômes et surtout de la marche, de la durée et des terminaisons de la maladie.

L'épanchement double est plus grave que l'épanchement simple; le pronostic est d'autant plus fâcheux que l'épanchement est plus considérable et plus ancien, que le sujet est moins robuste et plus âgé. Lorsqu'il se manifeste après la disparition ou la dessiccation subite d'une affection cutanée, pendant ou après la rougeole, la scarlatine, la variole et la fièvre typhoïde, ou bien chez les femmes en couches, le pronostic est généralement funeste, non-seulement à cause de l'abondance du liquide, mais encore à cause de la facilité avec laquelle la collection suppure. Chez les phthisiques, les scrofuleux, l'épanchement est le plus souvent purulent, ce qui rend le pronostic très-grave.

Eu égard au côté affecté, on peut dire que l'épanchement du côté gauche, étant le plus souvent séreux, a plus de tendance à se résorber que celui du côté droit qui se développe fréquemment sous l'empire de la diathèse tuberculeuse. Je ferai remarquer que chez les enfants cette proposition n'est pas exacte; car chez eux la pleurésie étant plus souvent gauche que droite et arrivant facilement à suppuration, le pronostic basé sur le côté malade n'a aucune espèce de valeur.

Enfin le pronostic peut acquérir une grande gravité, s'il survient quelque complication soit du côté du cœur ou du poumon, soit du côté de quelque autre organe important.

TRAITEMENT.

Les épanchements pleurétiques offrent, comme toutes les hydropisies, trois indications thérapeutiques principales : 1° combattre la cause de l'épanchement ; 2° provoquer la résorption du liquide épanché ; 3° évacuer le liquide, lorsque les autres moyens ont échoué.

Combattre la cause de l'épanchement. — Cette première indication est remplie par des moyens très-différents, suivant la cause qui a déterminé la collection : nous ne pouvons pas, dans un travail de cet ordre, étudier les différentes méthodes thérapeutiques qui conviennent aux maladies qui provoquent la formation d'hydropisies de la plèvre, et nous renvoyons le lecteur aux articles consacrés par les auteurs à l'hydropisie en général, à la pleurésie, à la pneumonie, à la phthisie, etc.

Mais l'épanchement une fois formé, il peut acquérir une existence tellement indépendante que la cause qui lui a donné naissance peut être depuis longtemps supprimée, sans qu'on remarque la moindre diminution dans la quantité de liquide qui le constitue ; bien plus, l'irritation sécrétoire de la plèvre devient quelquefois une habitude, et l'épanchement augmente alors que la cause qui a présidé à son développement a depuis longtemps cessé d'agir. Ceci se remarque dans les pleurésies aiguës passées à l'état chronique et dans les soi-disant pleurésies latentes qui ne diffèrent d'avec les épanchements aigus que par un début plus lent et plus insidieux.

Dans ces circonstances le médecin doit s'adresser à la collection elle-même par les moyens que nous allons exposer.

2° *Provoquer la résorption du liquide épanché.* — Les agents capables de remplir cette indication peuvent être rangés en deux classes : les uns s'adressent à l'économie entière et agissent sur la masse du sang : tels sont les mercuriaux, l'iode et ses composés, etc.; les autres agissent par action réflexe : tels sont les dérivatifs et les révulsifs.

Les préparations mercurielles ont été assez fréquemment employées soit en frictions sur la poitrine, soit à l'intérieur. Schmidtmann et M. Bouillaud ont associé le calomel à l'opium, en vue d'éviter l'effet purgatif; mais les faits ne sont pas assez nombreux pour qu'on puisse avoir une opinion bien arrêtée sur l'efficacité du mercure.

Quoi qu'il en soit, le praticien doit se rappeler que cet agent énergique ne convient pas dans tous les cas, et qu'il doit le bannir de sa thérapeutique lorsque la débilitation générale est trop avancée.

Parmi les médicaments à action réflexe (dérivatifs, révulsifs), les uns agissent sur la peau, d'autres sur le canal digestif, un certain nombre sur la sécrétion urinaire : nous allons les passer rapidement en revue.

Diurétiques. — Le nitrate et l'acétate de potasse ont été spécialement conseillés dans les épanchements de la plèvre. Ils agissent tous non-seulement en provoquant la sécrétion urinaire, mais encore comme sédatifs de la circulation ; aussi ont-ils été conseillés dans tous les cas. La digitale doit être préférée aux autres diurétiques, au début des épanchements inflammatoires, parce qu'alors il s'agit surtout de combattre l'orgasme vasculaire; lorsque l'inflammation de la plèvre s'est calmée, ou bien lorsqu'on a affaire à un simple hydrothorax, l'administration de la digitale aux doses habituelles ne m'a paru avoir qu'une influence médiocre sur la résorption du liquide. Je suis même porté à croire que dans les épanchements excessifs son action est plutôt nuisible qu'utile en produisant un calme trompeur dans le pouls et la respiration. Je rappellerai cependant que le Dr Saussure n'a pas craint d'administrer la digitale à la dose de 360 grammes par jour et l'a continué à la dose de 13 grammes toutes les deux heures les jours suivants. De deux sujets ainsi traités, l'un aurait guéri, l'autre n'a été que soulagé par la disparition de l'hydrothorax (il avait une maladie du cœur); mais ils ont eu des vomissements, de la diarrhée, des urines fréquentes, des vertiges, des hallucinations de la vue, en un mot les symptômes d'empoisonnement par la digitale. Je ne sache pas que depuis 1847 on ait imité cette inexplicable conduite.

Vomitifs, purgatifs. — Le tartre stibié était fréquemment employé par les anciens pour combattre la complication bilieuse qui se montre au début des épanchements inflammatoires. Läennec prescrivait l'*émétique à haute dose* dans la période aiguë; mais il n'a pas démontré l'efficacité de cette médication. Un certain nombre de médecins emploient volontiers le sel d'antimoine à petites doses continuées pendant longtemps. Enfin il en est qui l'ont admiré en lavage.

Dans tous les cas l'émétique ne s'adressait pas à la collection en tant que vomitif, mais comme purgatif ou comme altérant; lorsqu'on l'administrait comme vomitif, ce n'était qu'au début et avec l'intention de combattre la complication bilieuse ou l'état suburral des premières voies. Cependant on employait autrefois les vomitifs répétés de temps en temps, toutes les fois que l'oppression n'était pas très-grande, et Itard, dans l'art. *Hydrothorax* du Dictionnaire en 60 vol., incline à penser que les vomitifs sont très-utiles dans les collections de la plèvre.

Les purgatifs, et surtout les purgatifs drastiques, ne sont pas à beaucoup près aussi utiles dans les collections de la plèvre que dans l'ascite. Hippocrate avait déjà noté ce fait. Les observations que nous avons recueillies dans les hôpitaux nous ont montré qu'ils sont généralement inutiles et quelquefois nuisibles, surtout dans les épanchements inflammatoires. J'avoue que cette confirmation des idées hippocratiques nous parut d'autant plus étrange que nous n'y trouvions aucune explication raisonnable ; mais, en observant plus attentivement les malades auxquels j'avais administré des purgatifs, j'ai cru trouver la cause de leur nocuité dans le refroidissement causé par les changements de place qu'ils occasionnent. En effet, toutes les fois que le malade veut aller à la selle, ou bien il va au cabinet d'aisances, passant ainsi de la température chaude de son lit à une température beaucoup plus froide, ou bien il fait ses besoins assis dans son lit et en chemise ; il reste ainsi presque sans vêtement, souvent en transpiration, un temps quelquefois très-long, car la personne chargée de soigner les malades est souvent occupée dans un autre point de la salle, et ne peut venir enlever les déjections du malheureux purgé qu'un quart d'heure ou une demi-heure après qu'il a fini. Je conçois cependant que lorsque ces inconvénients n'existent pas, les purgatifs puissent être d'une certaine utilité ; dans tous les cas, on ne devra avoir recours qu'aux purgatifs doux : sels neutres, calomel, huile de ricin, etc.

Les *révulsifs cutanés* ont également une grande puissance : c'est ainsi que les frictions générales faites rapidement avec un morceau de flanelle imbibée de substances excitantes peuvent diminuer la sécheresse de la peau et provoquer une diaphorèse salutaire. Il en est de même des bains de vapeurs dont Itard paraît s'être très-bien trouvé dans trois cas (art. cité). Parmi les révulsifs qui agissent sur une surface limitée de la peau, tels que sinapismes, vésicatoires, cautères, moxa, nous recommandons vivement l'emploi de la teinture d'iode, avec laquelle on badigeonne, au moyen d'un pinceau de charpie, une plus ou moins grande surface du thorax ; on en peut mettre une ou plusieurs couches, suivant l'effet qu'on veut produire. Chez les personnes à peau très-délicate, chez les malades dont la peau est amincie et distendue par l'œdème sous-cutané, il faudra bien se garder d'employer la teinture d'iode pure, car alors elle peut amener la vésication, et, dans les cas de distension hydropique, une véritable gangrène. La teinture d'iode mérite la prééminence sur les vésicatoires non-seulement parce qu'on peut en graduer l'effet, en en mettant plusieurs couches ou en l'étalant sur une plus large surface, mais encore parce que l'iode s'évapore sous les couvertures du malade et excite toute la surface de la peau, que j'ai vue souvent moite après un badigeonnage à la teinture d'iode, lorsque auparavant elle était sèche et âcre. Enfin il n'est pas impossible qu'une certaine quantité du médicament soit absorbée et agisse comme résolutif.

J'omets à dessein l'énumération d'une foule d'autres moyens recommandés par les auteurs, mais je terminerai par une remarque qui s'applique à toute espèce de révulsif et de dérivatif : la condition essentielle, pour qu'il soit utile et que l'organe malade sympathise avec la surface sur laquelle on a déterminé l'irritation dérivative, car les actions réflexes thérapeutiques sont, comme les actions réflexes pathologiques, laissées à la discrétion de l'économie, si bien que le médicament n'agira qu'autant que le point lésé entrera en communication avec le point sur lequel on aura établi la révulsion. Ceci nous explique pourquoi, chez certains malades, les agents dérivatifs et révulsifs, tout en agissant sur l'endroit où on les applique, n'ont absolument aucune influence sur la maladie pour laquelle on les a employés; pourquoi, chez le même malade, ils agissent pendant un certain temps; pourquoi, enfin, leur action se supprime, sans qu'on puisse en expliquer la raison, sauf à reprendre plus tard avec une nouvelle énergie.

3° *Évacuer le liquide.* — L'ouverture du thorax a été pratiquée dès les premiers temps de la médecine. Depuis Hippocrate jusqu'à nos jours, cette opération a suscité les opinions les plus contradictoires et les débats les plus passionnés, et quoique aujourd'hui on soit fixé sur l'utilité de l'opération dans certains cas, il s'en faut de beaucoup que tous les médecins soient d'accord sur la nécessité de la pratiquer dans les épanchements aigus abondants qui ne paraissent pas mettre la vie du malade en danger. Pour se convaincre de la divergence d'opinions qui règne parmi les médecins les plus éminents de Paris, il suffit de consulter les bulletins de la Société médicale des hôpitaux, au sein de laquelle s'est engagée une vive discussion sur ce sujet, à propos de deux observations communiquées par M. Archambault. Nous mettrons à profit les opinions qui se sont produites au sein de cette société, ainsi que les nombreux travaux publiés depuis quelques années sur les indications et les contre-indications de la thoracentèse.

Je crois inutile de présenter l'historique, si intéressant d'ailleurs, de cette opération, je me contenterai de renvoyer les amateurs d'érudition aux ouvrages suivants : Dictionnaire en 60 volumes, articles *Empyème* et *Hydrothorax*; *Compendium de médecine, Hydrothorax*, tome V, page 26 ; Velpeau, *Médecine opératoire*, tome III, page 713 ; Trousseau, *Clinique médicale*, tome I, page 619.

Pour apporter toute la méthode et toute la précision possibles dans un sujet aussi difficile, nous allons, avec M. Marrotte, étudier d'abord les conséquences utiles ou nuisibles, immédiates ou éloignées, de la paracentèse thoracique, selon la méthode employée et indépendamment des résultats thérapeutiques. Recherchant ensuite les caractères différentiels les plus importants des épanchements pleurétiques au point de vue de cette opération, nous tâcherons d'établir par nos propres observations et par celles qu'on trouve éparses dans les travaux et les collections scientifiques modernes, que la thoracentèse doit être pratiquée toutes les fois que l'abondance de l'épanchement peut faire craindre soit une mort imminente, soit un retard considérable dans l'absorption du liquide et par conséquent les chances d'accidents variés que nous spécifierons plus loin.

1° De la paracentèse du thorax, étudiée indépendamment de ses résultats thérapeutiques.

Deux méthodes distinctes sont suivies pour donner issue aux matières épanchées dans la cavité des plèvres.

Dans l'une, la plus ancienne, on établit une libre communication entre la cavité thoracique et l'air extérieur.

L'autre méthode a pour résultat d'évacuer la plèvre sans permettre l'introduction de l'air.

Nous conserverons à la première son nom classique d'empyème, et nous réserverons à la seconde celui de thoracentèse. Cette division répond d'ailleurs assez exactement à la distinction fondamentale des épanchements en séreux et en purulents.

Empyème. — Une conséquence inévitable de l'empyème, avons-nous dit, est l'introduction de l'air dans la cavité des plèvres.

M. Lacaze-Duthiers a étudié avec de grands développements l'influence de l'air sur les résultats de l'opération. Il lui a reconnu une action mécanique, une action irritante et une action putréfiante ; mais il a, je crois, beaucoup exagéré l'influence pernicieuse de l'air sur la plèvre enflammée.

Les cas nombreux dans lesquels l'épanchement s'est fait jour dans les bronches, sans qu'il y ait eu ni augmentation de la dyspnée (bien au contraire, il y a constamment soulagement), ni augmentation de la fièvre, ni putréfaction du pus, montrent que l'action de l'air n'est pas aussi pernicieuse que ce médecin distingué l'a prétendu. Au reste, lorsque cette putréfaction a lieu, cela tient surtout à ce que le liquide ne peut sortir librement à travers la fistule pulmonaire qui est plus ou moins étroite, sinueuse, et généralement située sur un point élevé.

Aussi lorsque la communication a lieu par une fistule pariétale, située à la partie la plus déclive du foyer, l'influence pernicieuse de l'air est presque toujours nulle, pourvu que le liquide puisse s'écouler avec facilité. Les observations qui mettent ce fait hors de doute abondent dans la science. Dernièrement encore le Dr Bennet, de Danbury (Connecticut), affirmait avoir souvent pratiqué l'opération de l'empyème et avoir toujours vu, qu'en ne fermant pas l'ouverture, de manière à laisser à l'air un libre accès dans la plèvre, les malades se trouvaient beaucoup mieux (*Bulletin général de thérapeutique*, n° du 29 février 1864, p. 184). Nous possédons un fait de ce genre, qui présente d'ailleurs un grand intérêt sous plusieurs rapports. On le trouvera plus loin à propos de la thoracentèse.

L'observation communiquée par M. Gouraud, que nous avons résumée plus haut, est un exemple remarquable de guérison après l'ouverture spontanée de l'épanchement dans les bronches. Enfin M. Trousseau a communiqué une observation encore plus probante à la Société médicale des hôpitaux (27 juillet 1853) : il s'agit d'un hydropneumothorax développé chez un phthisique qui a laissé couler à l'ouverture de la poitrine par le bistouri, non pas une sanie fétide, pas même du pus, mais bien un liquide clair et transparent.

La conclusion à tirer des faits qui précèdent, c'est que la putréfaction des épanchements de la plèvre n'est pas un fait constant après l'opération de l'empyème ou après l'ouverture de la collection dans les bronches.

Manuel opératoire. — Privés des ressources de la percussion et de l'auscultation, les anciens regardaient l'empyème comme une des opérations les plus difficiles. C'était une grande affaire que de marquer le lieu d'élection où on devait la pratiquer, de choisir l'instrument qui devait pénétrer dans la poitrine et de déterminer les moyens à employer pour favoriser l'écoulement du pus et les pansements à faire. On trouvera dans l'article de Rullier du Dict. en 60 vol. et dans la *Médecine opératoire* de M. Velpeau les détails les plus curieux sur les instruments employés par les Grecs, les Romains et les Arabes.

Aujourd'hui tout cet arsenal est devenu complétement inutile, et pourvu que le diagnostic ne laisse rien à désirer, on n'a besoin que d'un bistouri droit qu'on fait (1) pénétrer subitement à la partie la

(1) Velpeau, *Médecine opératoire*, t. III, p. 726, 2e édition. — Je ferai remarquer

plus déclive de la collection, et en rasant le bord supérieur de la côte inférieure de l'espace intercostal qu'on a choisi. Nous pensons qu'il serait préférable de relever très-légèrement la peau par en haut ou tout au moins de faire l'incision de la peau un peu oblique, de manière que la lèvre supérieure de l'incision fasse l'office d'une valvule pendant l'inspiration, de manière à empêcher l'entrée de l'air. Si l'écoulement du pus se fait difficilement, on pourrait agrandir l'incision et même au besoin y introduire une canule d'argent ou une sonde de gomme. J'évite à dessein de parler des canules à soupape, à boule, à hanche, inventés par MM. Récamier, Rouvier, Trousseau, etc., qui servent beaucoup plus à empêcher la sortie du liquide que l'entrée de l'air.

Malgré les succès incontestables qu'on a obtenus par ce moyen, nous le rejetons complétement comme opération d'emblée et nous préférons les ponctions successives, faites avec le trocart, selon la méthode de M. Trousseau.

Thoracentèse. — L'évacuation du liquide par le trocart aurait été proposée, suivant M. Trousseau, vers le milieu du XVIIe siècle par Drouin ; mais ce n'est que dans le siècle suivant qu'elle fut mise en pratique par Lurde, qui aurait même donné le conseil de boucher la canule avec le doigt à chaque inspiration, de manière à éviter l'entrée de l'air. Depuis cette époque le manuel opératoire a subi différentes modifications, qui ont presque toutes pour but d'empêcher la pénétration de l'air, aujourd'hui cet accident est tellement facile à éviter que lorsqu'il arrive, il doit être mis sur le compte de la maladresse du médecin.

---

que ce procédé n'est pas celui qui est recommandé par les auteurs : ils conseillent de procéder couche par couche et de n'enfoncer l'instrument que lorsqu'on aura senti la fluctuation. La précision du diagnostic, à laquelle nous sommes arrivés, rend superflues ces précautions.

Procédé opératoire. — On commence d'abord par déterminer le point où on doit pratiquer la ponction : c'est le 6e ou 7e espace intercostal qu'on choisit à gauche ; et un espace plus haut à droite, pour ne point léser le foie.

Lorsqu'il y a en même temps ascite, il est indiqué de la faire plus haut encore, au risque de blesser le foie, ce qui est déjà arrivé à M. Trousseau lui-même. Le malade étant à demi couché sur le bord de son lit, le tronc soutenu par des oreillers et le bras du côté affecté relevé par-dessus la tête de manière à faire tendre la peau et à faire saillir les côtes, un aide est chargé de maintenir la poitrine du côté opposé, de manière à résister au moment de recul involontaire que fera le patient, quand le trocart pénétrera dans la plèvre. Avec la main gauche, on tend fortement la peau, puis, avec une lancette ou avec un bistouri tenu de la main droite, on fait une petite incision qui intéresse toute l'épaisseur de la peau, et même le tissu cellulaire sous-cutané, s'il est infiltré de graisse ou de sérosité. Alors on introduit le bout de l'indicateur dans la petite plaie, pour s'assurer qu'elle correspond bien à la partie inférieure de l'espace intercostal qu'on veut ouvrir. On introduit dans l'incision le dard du trocart, muni de sa chemise, solidement maintenu dans la main droite, l'index appuyé sur la canule au point où on veut le faire pénétrer ; puis l'on enfonce *brusquement*.

On retire alors le poinçon aux trois quarts de sa longueur et on roule sur lui la baudruche, de manière à exprimer les quelques bulles d'air qui s'y trouvent ; puis on l'enlève complétement. Immédiatement un flot de liquide s'écoule, d'abord par jet continu, puis par jets saccadés, et seulement dans les grands efforts d'expiration et pendant la toux. Quand l'écoulement s'est arrêté, ou quand on a retiré la quantité voulue de liquide, on enlève l'instrument par un mouvement brusque, on rapproche les lèvres de la plaie, et on y applique un grand carré de diachylon découpé en forme de croix de Malte, deux compresses pliées en quatre doubles et par-dessus un bandage de corps.

Les précautions, un peu minutieuses, dont nous venons de parler, sont absolument indispensables pour mener à bonne fin l'opération ; aussi, une grande partie des accidents attribués à l'opération tiennent le plus souvent à la négligence de l'opérateur.

Ainsi la blessure du foie, ou celle des autres organes, tient à ce qu'on a mal choisi le lieu de la ponction ou à ce qu'on a mal examiné son malade.

Lorsqu'on oublie la précaution de fixer avec l'ongle de l'indicateur gauche la plaie faite à la peau contre le bord supérieur de la côte, située au-dessous de l'espace qu'on ouvre, il peut arriver qu'un mouvement du malade ou la simple flexion de son bras fasse descendre l'incision, et alors le trocart vient butter contre la côte : cet accident m'est arrivé une fois. Fort heureusement il n'a eu aucune suite fâcheuse, mais on conçoit que la pointe du trocart puisse casser dans l'os et déterminer un petit phlegmon.

Si on néglige d'inciser la peau, avant de ponctionner, il peut arriver qu'on n'obtienne pas de liquide, surtout si la pointe du trocart était un peu émoussée; car alors la peau coiffe l'extrémité de l'instrument et ne cède qu'après avoir enfoncé les muscles et décollé les fausses membranes qui tapissent la plèvre, de telle façon que l'instrument s'égare entre la paroi pectorale et les fausses membranes que la pression du liquide rejette contre l'orifice interne de la canule, lorsque le poinçon a été retiré. Il ne s'écoule pas de liquide : on introduit alors un stylet et on sent quelque chose qui résiste, mais qui se laisse déprimer; on se figure que c'est le poumon, qu'il n'y a pas de liquide et qu'on a fait une erreur de diagnostic. Cet accident n'est pas une pure invention, comme on pourrait le croire : il est arrivé à un des médecins les plus distingués des hôpitaux de Paris.

La même chose peut arriver, lorsque, l'incision faite, on n'a pas le soin d'enfoncer brusquement le trocart dans la plèvre : c'est surtout dans les pleurésies anciennes qu'il est à craindre, et c'est alors qu'il est indiqué de pousser l'instrument avec hardiesse.

La blessure de l'artère intercostale n'a jamais été observée : il faudrait réellement s'évertuer à la toucher, pour arriver à la léser; et encore on n'y arriverait pas toujours.

Quant à la possibilité de la pénétration de l'air par la plaie, au moment où on retire la canule, lorsqu'on a fait l'incision au niveau de l'endroit perforé, elle n'a jamais lieu en réalité; aussi la recommandation que faisait autrefois M. Trousseau de déplacer la peau avant de faire l'incision est complétement inutile, et ce professeur y a renoncé lui-même. En effet, ce parallélisme se détruit lui-même par un mécanisme facile à comprendre. Lorsque la poitrine est distendue par une grande quantité de liquide, les côtes et les espaces intercostaux se trouvent dans la situation où les met une inspiration forcée; elles perdent nécessairement les rapport qu'elles présentent à l'état de repos, avec les points correspondants des téguments externes, sous lesquels ils jouent, sans que ceux-ci fassent le même mouvement. Il résulte de là qu'après la ponction et l'évacuation du liquide, le thorax reprenant son amplitude normale ou à peu près normale, par l'abaissement des côtes et des espaces intercostaux, il en résulte, dis-je, que la plaie cutanée et l'ouverture pleurale ne se correspondent plus : ce défaut de parallélisme ne sera pas évidemment aussi complet que lorsqu'on a déplacé la peau avant l'opération; mais il n'est pas indispensable qu'il soit aussi complet; bien plus, cela peut avoir des inconvénients, lorsqu'il s'agit d'un épanchement purulent et qu'on espère l'évacuation ultérieure du liquide par la plaie restée fistuleuse, ou bien lorsqu'on veut laisser une canule ou une sonde à demeure, pour y faire des injections détersives ou modificatives.

Tels sont les accidents qui peuvent être imputés à l'opérateur. Examinons maintenant ceux qu'on attribue à l'opération; nous les diviserons en deux classes :

A. *Accidents qui peuvent se montrer pendant l'opération.*

1° Lorsque les fausses membranes qui tiennent au poumon opposent de la résistance, les malades ont souvent la sensation de leur rupture sous l'influence de l'expansion pulmonaire; ils éprouvent alors une douleur le plus souvent légère et peu durable, mais qui quelquefois devient très-vive et persiste plusieurs jours.

2° L'évacuation du liquide s'accompagne presque toujours de toux, symptôme qui est en général de bon augure, parce qu'il indique la pénétration de l'air dans les bronches qui n'étaient plus accoutumées à son contact. Il est utile, lorsqu'elle tarde à se montrer, d'engager les malades à faire les efforts propres à la provoquer. Si au contraire la toux devient fréquente, pénible, incoercible, il faudra retirer la canule. En général la toux ne commence guère que vers la fin de l'opération, alors que la distension de la poitrine a été considérable. Chez la plupart des malades, elle cesse peu de temps après l'opération; chez quelques-uns on l'aurait vu durer une partie de la journée.

3° La syncope est un accident très-rare. Elle se produirait, d'après les observations écrites qui l'ont signalée, sous l'influence d'une déplétion trop brusque et trop abondante de la cavité pleurale, comme à la suite de l'ascite. Cet accident est facile à éviter : il suffit de suspendre l'évacuation du liquide et de placer l'opéré dans la position horizontale. On pourrait même le réconforter en lui faisant boire un peu de vin ou une boisson stimulante.

4° La thoracentèse détermine à l'un des poumons un afflux sanguin qui ne se manifeste la plupart du temps que par la coloration rosée que prend le liquide vers la fin de l'opération et par les stries sanguinolentes mêlées aux crachats. M. Legroux a même signalé un cas dans lequel cette congestion a amené une hémoptysie et l'apoplexie du poumon. Mais, avec le Dr Schuh, je ferai observer qu'il suffit, pour que cet accident ne se renouvelle plus, d'interrompre de temps en temps l'écoulement du liquide pour donner à la respiration pulmonaire le temps de reprendre son équilibre.

B. *Accidents qui peuvent se montrer après l'opération.*

1° *Reproduction du liquide.* — La reproduction du liquide est un fait constant à la suite de la thoracentèse, mais ordinairement elle se fait lentement et dans une proportion compatible avec une absorption très-prompte. Je ne connais qu'un cas où cette reproduction ait été assez rapide pour que le malade en soit mort la nuit même qui suivit l'opération : c'est l'observation 36 de la thèse de M. Sédillot (*Empyème*, 2e édition; Paris, 1841). Ce malheur prouve-t-il quelque chose contre la thoracentèse? Je réponds énergiquement : non. Il prouve tout simplement que l'opération a été faite trop tard, alors que la poitrine était extrêmement dilatée, et que chaque inspiration, tout en sollicitant le poumon à se développer, déterminait aussi l'afflux d'une grande quantité de sang et le passage du sérum dans la cavité pleurale. D'ailleurs pourquoi le malade n'a-t-il pas été soumis à un traitement énergique? Pourquoi n'a-t-on pas fait la thoracentèse une seconde fois?

2° *Développement d'une pneumonie.* — Cette complication fâcheuse a été signalée dans deux cas rapportés par M. Marrotte dans un travail sur la paracentèse du thorax, travail lu dans la Société des hôpitaux, il y a une dizaine d'années (*Paracentèse du thorax; Archives gén. de méd.*, février 1854). Mais le silence que garde M. Marrotte sur l'interprétation de ces deux faits laisse croire à l'esprit que c'est bien à la thoracentèse qu'on doit attribuer le développement de la pneumonie. Or il n'en est rien; et je vais le démontrer : dans le premier cas (obs. 35, thèse de Lacaze-Duthiers), il est dit que «la pneumonie tenait évidemment aux manœuvres exécutées vers la fin de l'opération pour pouvoir évacuer le plus de liquide possible. Le malade en effet avait été engagé à se pencher tout à fait sur le bord de son lit afin de favoriser l'écoulement, et les dernières parties du liquide étaient sorties rougeâtres, comme si le choc de la canule avait éraillé le tissu pulmonaire. » La pneumonie était donc traumatique, et la preuve décisive en est qu'elle n'a duré que trois jours, du 13 au 16 avril.

L'autre cas est signalé dans la thèse du Dr Lambert. Après avoir relaté l'observation, l'auteur ajoute : « Les râles muqueux et sous-crépitants qui existaient déjà avant l'opération du côté opposé, devinrent plus intenses, plus fins ; une pneumonie se déclara ; les accidents ordinaires de cette affection, joints à ceux résultant de la réapparition de l'épanchement, occasionnèrent la mort du malade, qui survint avec tous les caractères d'une lente asphyxie. » N'est-il point évident que, dans ce cas, le développement de la pneumonie était imminent et que la thoracentèse a donné tout ce qu'on devait en attendre : l'évacuation de l'épanchement qui était de 2 litres et demi.

3° *Exacerbation des symptômes de la pleurésie.* — Pour notre part, nous n'avons jamais vu cette recrudescence de l'inflammation dans les 11 cas de thoracentèse que nous avons pratiqués. Cependant M. Lacaze-Duthiers a trouvé, dans quelques cas, que la réaction devenait très-forte après l'opération. J'admets volontiers, avec M. Marrotte, que ce coup de fouet donné à une pleurésie qui sommeillait, en quelque sorte, peut donner lieu à une formation de produits plastiques nouveaux qui favorisent la guérison radicale ; mais je ne saurais souscrire à l'idée que si l'épanchement devient purulent après la thoracentèse, il faille s'en prendre à l'opération. Nous discuterons ce point à la partie consacrée aux indications et aux contre-indications.

4° *Pneumothorax.* — Dans un fait observé par M. Roger, le pneumothorax a été observé le lendemain de la ponction. La présence de l'air dans la cavité pleurale était-elle due à la rupture de quelques vésicules, produite par l'expansion pulmonaire, ou bien devait-on l'attribuer à son entrée par la canule? Il est probable que, dans ce dernier cas, on l'aurait constaté tout de suite; mais ce pneumothorax tout traumatique, qu'il soit dû à la rupture spontanée des vésicules ou à l'introduction de quelques bulles d'air par la canule, ou même à la blessure du poumon par le dard de l'instrument, n'a eu, dans les faits connus jusqu'à présent, aucune espèce de gravité. Ces faits étant peu nombreux, je vais en rapporter un qui offre le plus grand intérêt à trois points de vue différents : 1° Innocuité complète du pneumothorax ayant persisté plusieurs jours et développé à la suite de la thoracentèse pratiquée pour un épanchement purulent; 2° la nature purulente du liquide non soupçonnée avant l'opération ; 3° guérison définitive après trois ponctions dont la dernière resta fistuleuse.

OBSERVATION VIII.

A..... (Léon), 36 ans, confiseur, entre à l'hôpital Beaujon, salle Saint-Jean, n° 9 (service de M. Sée), le 3 novembre 1863.

Le jour de son entrée, nous constatons un épanchement du côté gauche, occupant toute la hauteur de la poitrine; le cœur est un peu refoulé à droite; la matité complète partout, un peu de soufle au sommet gauche. Le poumon droit respire parfaitement. Le pouls est petit, faible et bas cent fois à la minute. La respiration courte, mais peu fréquente; pas de dyspnée; le malade dort bien (vésicatoire sur le côté malade). Les trois jours suivants, le malade paraît aller mieux; mais bientôt il survient de la dyspnée, le cœur paraît plus déplacé, et on entend plus de souffle au sommet du poumon. — Pas d'exacerbation fébrile le soir.

Le 9 novembre, nous pratiquons la thoracentèse; à notre grand étonnement, nous retirons 1900 grammes de pus, d'un pus inodore et bien lié, *sans aucune strie sanguinolente.* — Soulagement immédiat. L'auscultation pratiquée vers la fin de l'opération nous fait entendre un souffle amphorique avec tintement métallique des plus manifestes. Cependant, la percussion ne révèle pas la résonnance tympanique habituelle, probablement à cause de l'épaisseur considérable des fausses membranes. Notre inquiétude fut grande, on le conçoit, mais notre conscience fut tranquille, parce que nous avions la certitude que nous n'avions pas touché le poumon et qu'aucune bulle d'air ne s'était introduite par la canule. Avions-nous affaire à une rupture spontanée des fausses membranes pulmonaires et des vésicules sous-jacentes? Telles furent l'opinion de M. Sée et la mienne; mais M. Jollivet, externe du service, rompu à toutes les difficultés du diagnostic, affirma avoir entendu du tintement métallique avant l'opération et pendant deux ou trois inspirations seulement. La question, comme on le voit, se compliquait singulièrement.

Les jours suivants, l'amélioration générale et locale se maintient; les phénomènes de l'hydropneumothorax persiste encore pendant cinq jours. On a même pu, les deux premiers qui ont suivi l'opération, entendre très-nettement le bruit de flot hypocratique.

Malheureusement, quelques jours après, l'épanchement augmente de nouveau : je pratique une seconde thoracentèse le 18 décembre, et je retire 1500 grammes d'une sérosité purulente plutôt que d'un véritable pus complétement inodore et d'un très-bon aspect. — Application de teinture d'iode sur le côté malade.

Le 31 décembre. Je quittai le service, laissant le malade dans un très-bon état général, mais avec un épanchement qui avait repris ses proportions primitives.

Une troisième thoracentèse fut faite par mon collègue Gouguenhein dans le courant du mois de janvier. Environ 2 litres de sérosité purulentes s'écoulèrent par la canule. — La plaie resta fistuleuse et donna lieu à l'écoulement incessant de liquide.

Au commencement du mois d'avril, la source du liquide fut épuisée, et la plaie se cicatrisa.

Le 14 avril, le malade sortit pour aller en convalescence à Vincennes.

5° M. Marrotte a signalé les *déperditions abondantes que la paracentèse fait quelquefois subir au malade* « Il a été frappé, dit-il, de la pâleur de certains opérés, deux ou trois jours après la ponction, et alors que l'épanchement s'était reproduit en assez grande proportion. » Et il ajoute : « Ce phénomène a été remarquable d'intensité chez un malade atteint de pleurésie à la fin d'une fièvre typhoïde très-intense. L'épanchement, ayant pris des proportions excessives après plusieurs alternatives d'augmentation et de diminution, et menaçant de tuer le malade par asphyxie, je lui pratiquai l'opération, moins dans l'espoir de le guérir que pour lui préparer une mort plus douce. J'évacuai environ 3 litres d'un liquide séro-sanguinolent. Le lendemain, l'épanchement s'était reproduit à moitié, et le visage du malade présentait la pâleur effrayante d'un sujet auquel on aurait pratiqué une forte saignée..... A l'autopsie, on retrouva, en effet, une grande quantité de liquide séro-sanguinolent. »

A ceci on peut répondre que la pâleur de la face observée immédiatement ou le lendemain de l'opération tient, en général, à ce que les symptômes d'asphyxie lente qu'on remarque dans les épanchements abondants disparaissent après la thoracentèse ; que, dans le cas de reproduction sanglante du liquide, la thoracentèse ne doit nullement être incriminée, puisque dans le seul fait que rapporte M. Marrotte, le malade était en état d'asphyxie lorsqu'il l'a opéré, ce qui prouve que la ponction était sa seule chance de salut. D'ailleurs, le liquide était sanguinolent avant la thoracentèse : dans ces cas, c'est au médecin à juger s'il doit tout évacuer ou seulement la portion surabondante.

6° *La mort, par syncope ou autrement, arrivant au bout de quelques minutes ou de quelques heures.* — Sans remonter jusqu'à Hippocrate, qui dit « avoir vu mourir ceux en qui le liquide a été évacué d'un seul coup, » on peut trouver, dans les annales de la science, plusieurs exemples dans lesquels la mort est arrivée immédiatement ou peu d'heures après la thoracentèse.

Je ne rappellerai pas l'observation du goutteux de M. Trousseau, car la mort n'est arrivée que le lendemain, et par suite de l'imprudence du malade (voyez Trousseau, *Clinique médicale,* 1861, t. Ier, p. 684) ; mais voici des faits où la mort a suivi de près l'opération de la thoracentèse :

M. Legroux a cité un cas de mort par hémoptysie après l'opération ; M. Beyran a vu une malade mourir huit heures après la thoracentèse ; enfin, M. Raïffer, interne à l'Hôtel-Dieu de Marseille, vient de publier, dans la *Gazette des hôpitaux* (n° 55, jeudi 12 mai 1864), une observation de thoracentèse où la mort est arrivée dix minutes après l'opération. Dans ces cas, comme dans l'observation 9 de M. Négrier (thèse, Paris, 1864), la ponction a été pratiquée lorsque le malade était en état complet d'asphyxie, et comme la mort n'est arrivée que plusieurs heures après l'opération (excepté le cas de M. Raïffer), on doit en conclure que la thoracentèse n'a pas manqué d'utilité, puisqu'elle a reculé la mort qui devait être immédiate. Examinons avec plus de détails l'observation de M. Raïffer : « Il s'agit d'un rhumatisme articulaire aigu chez une femme âgée de 25 ans. Quelques jours après, point de côté gauche, *sans pleurésie*, dit l'auteur. *Vers le* 15 *janvier* (?), ce point de côté reparaît plus intense; on constate de la matité dans les quatre cinquièmes inférieurs de la poitrine, égophonie, bronchophonie, souffle superficiel. Un traitement énergique fut institué : il n'y eut pas d'amélioration sensible. Le 4 février, *menace d'asphyxie;* un peu d'épanchement à droite se surajoute. On pratique la thoracentèse, et on recueille 1 litre de liquide, etc. La malade se sent soulagée ; elle dit qu'elle est guérie et demande à manger. Dix minutes après, elle est prise de suffocation, elle rend, par la bouche, une *écume abondante*, blanchâtre, et elle expire. A l'autopsie, un demi-litre de sérosité dans chaque plèvre; le tiers inférieur du poumon gauche est plus lourd que l'autre. » (Obs. 9.)

Telle est, en résumé, cette observation de M. Raïffer; quant aux réflexions dont elle est suivie, j'en ferai grâce au lecteur, car elles se rapportent aux signes physiques que présentait la maladie avant la thoracentèse.

Cette observation a-t-elle quelque valeur? Evidemment non. D'abord la façon dont elle est rédigée prouve parfaitement qu'elle a été faite de mémoire. Ensuite, l'auptosie qui aurait pu donner l'explication de la mort a été aussi incomplète que possible. Comment! voici une malade atteinte de rhumatisme articulaire aigu, et il n'est dit rien de l'état du cœur pendant la vie et après la mort? rien de l'état des vaisseaux pulmonaires? Une écume *abondante* sort par la bouche de la malade, et M. Raïffer ne songe pas à ouvrir les bronches? Comment croire alors que la malade s'est si bien trouvée après l'évacuation d'un seul litre de liquide, et comment ne pas penser que l'auteur a beaucoup exagéré le bien-être éprouvé par la malade? Pour ma part, je suis bien plus porté à croire que, si elle se disait guérie, et si elle demandait à manger, c'était le soulagement et la faim prémonitoires de la mort qu'elle éprouvait, plutôt qu'un bien-être réel. Il est juste d'ajouter, cependant, que M. Raïffer ne songe pas à accuser la thoracentèse d'avoir causé la mort; mais il n'en est pas moins vrai que cette observation, avec ses lacunes regrettables, pouvait jeter quelque déconsidération sur une opération si inoffensive; c'est pour cela que nous nous sommes efforcé d'en démontrer la non-valeur.

Nous venons d'examiner les principales objections faites contre l'opération de la thoracentèse, et nous avons démontré qu'elles portent à faux et que toutes les fois que des accidents ont été observés, il fallait s'en prendre à l'impéritie de l'opérateur ou à un diagnostic incomplet, comme dans l'observation de M. Raïffer; car, pour ma part, je persiste à croire que les lésions du poumon, et probablement celles du cœur, avaient la plus large part dans les phénomènes d'oppression et de dyspnée auxquels était en proie la malade. Examinons maintenant quels sont les cas où le médecin doit agir, et quels sont ceux où il doit s'abstenir.

INDICATIONS ET CONTRE-INDICATIONS DE LA PARACENTÈSE DES PLÈVRES.

Deux cas peuvent se présenter: ou bien il y a asphyxie imminente, ou bien ce symptôme n'existe pas, malgré l'abondance de l'épanchement.

1° *Asphyxie imminente.*

Toutes les fois que l'asphyxie est imminente, *et que cette asphyxie est bien évidemment due à l'abondance de l'épanchement*, quelles qu'en soient la nature et la cause, il ne faut jamais hésiter à opérer.

Ce précepte ne souffre aucune exception, car il n'est jamais permis à un médecin d'assister en spectateur impassible à l'agonie d'un individu, lorsqu'il a la conviction de pouvoir le soulager par un moyen aussi sûr que facile à pratiquer.

Il n'est pas plus permis au médecin de s'abstenir de faire l'opération, en pareil cas, même lorsqu'il a la certitude que l'épanchement est symptomatique d'une maladie qui amènera fatalement et rapidement la mort, qu'il ne lui est loisible de ne pas essayer d'arrêter la diarrhée d'un phthisique, au troisième degré, ou de combattre la constipation et les vomissements d'une méningite tuberculeuse. D'ailleurs, n'est-il pas possible qu'on se soit trompé sur le degré d'incurabilité de la maladie ? Et puis, quel est le médecin qui ne connaisse les ressources immenses de la nature médicatrice dans les cas les plus désespérés ?

2° *Il n'y a pas d'asphyxie imminente.*

Jusque dans ces derniers temps, les conclusions du rapport de M. Marrotte, fait en 1854, au nom d'une commission composée de MM. Gendrin, Trousseau, Legroux, Hardy et Marrotte, rapporteur, étaient considérées comme devant constituer la ligne de conduite que doit tenir le médecin dans les cas d'épanchements pleurétiques abondants. Mais, depuis cette époque, il a été généralement reconnu que ces conclusions devaient être modifiées, et M. Marrotte lui-même avoue volontiers qu'il n'a pas fait une part assez large à la thoracentèse. En effet, pour ce médecin, le point capital qui indique la nécessité de l'opération est le *déplacement considérable des viscères et surtout du cœur ;* et comme s'il craignait d'en avoir trop dit, il ajoute *qu'il ne faut pas opérer s'il n'y a pas urgence.* (*Loc. cit.*) Cette dernière restriction est plus apte à embarrasser le praticien qu'à l'éclairer ; aussi avons-nous vu, dans ces dernières années, une foule d'observations de morts subites, alors que rien ne faisait présager cette issue funeste, en d'autres termes *qu'il n'y avait pas urgence d'opérer*. Je ne rappellerai pas les cas nombreux de mort subite dans la pleurésie, empruntés à Bonet, Morgagni, Stoll, Requin, MM. Cruveilhier, Trousseau, Monneret, Thirial, Lasègue, Thibierge, Hervieux, Duplay, Bernutz, Empis, etc., et qui se trouvent consignés dans les thèses de MM. Lacaze-Duthiers, Oulmon, Négrier, et dans l'excellent travail de M. Blachez, publié en 1862 dans *l'Union médicale*. Mais voici cinq faits qui se sont passés l'année dernière en quelques mois.

OBSERVATION X.

Pleurésie droite datant de six semaines chez un cultivateur âgé de 50 ans et d'une bonne constitution. M. Masson (d'Yvetot) propose la thoracentèse qui est refusée par le malade. Il ordonne alors un traitement *ad hoc* et se retire. Le malade paraît aller mieux. Deux jours après la visite du médecin, pendant qu'il donnait des ordres, sa vue s'obscurcit, il s'affaisse et meurt. (*Gazette des hôpitaux*, numéro du 14 mai 1863).

OBSERVATION XI.

Épanchement pleurétique considérable du côté gauche. Mort subite. (Vidal, *Union médicale*, 5 avril 1864.)

C....., (Pierre), âgé de 30 ans, commissionnaire, entré à l'hôpital Saint-Antoine, salle Saint-Louis, dans le service de M. Xavier Richard, que je suppléais à cette époque, le 8 mars 1863.

C'est un homme fort et robuste, dont la santé avait toujours été parfaite, qui n'était pas sujet à s'enrhumer, lorsqu'il fut pris, il y a environ six mois, d'une pleurésie, et retenu, dit-il, pendant trois semaines environ. Il avait repris ses occupations ; mais, il y a un mois, il fut de nouveau atteint d'une dyspnée assez intense pour être obligé de s'aliter. Huit jours avant l'entrée à l'hôpital, le médecin qui le soignait en ville reconnut un épanchement pleurétique du côté gauche. Cette pleurésie a débuté sans point au côté bien accusé, sans frissons ; la dyspnée est presque le seul symptôme qui ait fixé l'attention du malade.

Les parents de cet homme vivent encore et sont septuagénaires. De ses cinq frères et sœurs, deux ont une quarantaine d'années et sont d'une bonne santé; les trois autres ont succombé à des affections thoraciques; une sœur est morte poitrinaire à l'âge de 30 ans; un frère est mort poitrinaire à 48 ans; enfin un autre frère a succombé, il y a une dizaine d'années, dans le service de M. Aran, à l'hôpital Saint-Antoine, et nous avons appris qu'il avait succombé subitement quelques jours après l'opération de la thoracentèse.

Le 8, au moment de son entrée, le malade est assis sur son lit, en proie à une dyspnée intense; la face est cyanosée. Le pouls, peu développé, est à 104. La toux est petite, sèche. On constate une matité absolue dans tout le côté gauche; absence de vibrations thoraciques; absence complète du bruit respiratoire, excepté sous la clavicule, où on entend un peu de souffle éloigné. Respiration exagérée du côté droit.

Le 9. Je trouve ce malade couché sur le côté gauche, et je suis frappé de son état de dyspnée. Mon examen confirme les signes stéthoscopiques constatés la veille au soir par M. Fernet, interne de service. Il est évident qu'un épanchement considérable remplit le côté gauche de la poitrine et refoule le cœur à droite, derrière le sternum.

M. Xavier Richard m'ayant fait prévenir de son intention de reprendre, le lendemain, la direction du service, j'hésite à pratiquer immédiatement la thoracentèse, tout en faisant remarquer aux élèves que cette opération serait indiquée, et en recommandant de la faire si la dyspnée augmentait encore. Un large vésicatoire est appliqué.

Le lendemain, 10 mars, le malade se dit très-soulagé, et la dyspnée est moindre que le jour précédent. Cette amélioration apparente semble continuer à la visite du soir.

Mais le lendemain 11 mars, à cinq heures et demie du matin, au moment où le malade remontait dans son lit en revenant de la garde-robe, il est pris d'un accès de suffocation; il s'accroche à la poignée de son lit, se renverse en arrière et se relève alternativement à plusieurs reprises, dans un état d'anxiété extrême.

L'interne de garde, immédiatement appelé, constate cette agitation et un état de suffocation imminente, avec battements tumultueux et désordonnés du cœur. Presque immédiatement le malade s'affaisse et rend le dernier soupir.

A l'autopsie on trouve la plèvre gauche distendue par un épanchement énorme, évalué à 4 litres environ de sérosité limpide, de couleur citrine.

Le poumon ratatiné est entouré d'une épaisse coque fibreuse.

La plèvre pariétale est épaissie et recouverte de nombreuses productions fibroïdes, aplaties, ayant, quelques-unes, le diamètre d'une pièce de 1 franc et une épaisseur d'un demi-millimètre, dures, résistantes, offrant à la coupe un aspect qui rappelle celui du cartilage, et composées d'éléments fibreux.

Le poumon gauche est très-volumineux, un peu emphysémateux à son sommet, violacé et gorgé d'une grande quantité de sang noir, comme chez certains asphyxiés, sans foyers apoplectiques. Il n'existait de tubercules ni dans l'un ni dans l'autre poumon.

Dans l'oreillette droite, on trouvait quelques coagulations sanguines récentes et formées vraisemblablement *post mortem*. Ces *coagula* ne se prolongeaient pas dans l'artère pulmonaire, qui était libre, au moins dans son tronc et dans ses premières divisions.

La péricarde contenait environ une ou deux cuillerées de sérosité citrine.

Le cerveau était sain, assez fortement injecté; les veines et les sinus remplis de sang noir.

A la superficie du foie, sur la partie antérieure de la face convexe, au niveau du ligament suspenseur, existait une dépression correspondant à une tumeur d'un blanc-jaunâtre du volume d'une grosse noix, pénétrant profondément dans le tissu hépatique rétracté autour d'elle.

Cette tumeur, qui rappelait par son aspect les productions syphilitiques du foie, était, comme les exsudats de la plèvre pariétale, formée par un tissu fibroïde très-condensé et développé surtout autour des rameaux vasculaires.

OBSERVATION XII.

Pleurésie aiguë du côté droit, avec épanchement considérable, compliquée de bronchite capillaire à gauche. Mort subite. (Daga, médecin major de 1re classe; *Gazette des hôpitaux*, 6 octobre 1863.)

Un fusilier du 35e de ligne est transporté à l'hôpital de Lille, le 16 février 1863. Il est malade depuis douze jours, se plaint d'une douleur vive au côté gauche de la poitrine, de gêne de la respiration et de toux. On constate chez cet homme les signes d'une pleurésie aiguë du côté droit avec épanchement considérable, compliquée de bronchite capillaire à gauche. — Saignée des bras, 8 ventouses scarifiées; tisane pectorale édulcorée, potion nitro-sibiée; diète.

Le lendemain les ventouses sont répétées, ainsi que la potion. Le quatrième jour, application d'un large vésicatoire et continuation de la potion.

Le malade était arrivé au 6 mars et se félicitait de l'amélioration progressive de son état, lorsque, se mettant sur son séant pour prendre quelques aliments, il s'écrie que sa vue se trouble, et tombe mort en poussant un dernier râle.

Autopsie. Du côté droit de la poitrine, les plèvres sont d'un rouge foncé, sans adhérences entre elles, et contiennent une quantité notable de sérosité; la plèvre pulmonaire est recouverte de fausses membranes, dont les extrémités libres flottent au milieu du liquide. Le poumon est hépatisé et comme carnifié près de l'enveloppe pleurale.

Le cœur et le péricarde sont sains.

On trouve dans l'oreillette droite un caillot fibrineux de consistance moyenne et qui remplit la cavité. Ce caillot lisse, blanchâtre à sa face interne, irrégulier et moins dense à sa face externe, offrait à sa partie supérieure deux prolongements mamelonnés, engagés dans les orifices veineux. A son extrémité inférieure, on remarquait deux appendices irréguliers, plus minces et allongés, plongeant dans le ventricule droit. La face interne de l'oreillette et celle des veines caves n'offrent aucune trace d'inflammation, aussi loin qu'on pousse l'examen. Aucun caillot migrateur n'existait dans l'artère pulmonaire.

«Il me paraît, ajoute l'auteur de l'observation, que dans ce cas le caillot fibrineux parfaitement organisé, ne peut être attribué à un effet cadavérique; que, formé dans les recoins du ventricule, il a dû augmenter progressivement et rapidement de volume, jusqu'au point d'arrêter court la circulation et de produire ainsi la mort instantanément.

OBSERVATION XIII.

Pleurésie latente droite avec épanchement très-considérable. Mort subite. (Même auteur.)

Un soldat de 22 ans entre à l'hôpital de Lille, le 2 juillet 1863.

Il est d'une bonne constitution et n'a jamais été malade avant son entrée au service; il souffre depuis cinq jours; il se plaint de la perte de l'appétit et de toux; il n'accuse aucune douleur.

On constate une gêne extrême de la respiration et les signes d'un épanchement très-considérable du côté de la poitrine. Les bruits du cœur affaiblis sont erçus à gauche du mamelon. Pouls, 128. — Diète, ventouses scarifiées, potion nitro-stibiée.

Le 3, on applique un large vésicatoire;

Le 5, à la contre-visite du médecin, l'état du malade n'offre rien de nouveau.

A 6 heures du soir, il prie l'infirmier de garde de lui faire son lit. L'infirmier le prend doucement dans ses bras, le dépose sur le lit voisin et s'empresse de satisfaire à son désir. L'opération terminée, il replace avec précaution le malade, qui le remercie vivement en lui disant qu'il va passer une très-bonne nuit. Cinq minutes après, P..... se met sur son séant, secoue convulsivement la tête, puis retombe lourdement sur l'oreiller. L'infirmier accourt et ne trouve plus qu'un cadavre.

Autopsie. — *Thorax.* Le côté droit de la poitrine renferme 3 litres de sérosité citrine, dans laquelle nagent quelques concrétions fibrino-albumineuses. Ces concrétions s'observent également sur la plèvre pariétale, mais principalement sur la plèvre diaphragmatique et viscérale, où elles forment une couche de 7 à 8 millimètres d'épaisseur; le médiastin est repoussé à gauche; le poumon droit est réduit au volume du poing, aplati contre la gouttière costo-vertébrale; son tissu est exsangue, condensé, grisâtre; le poumon gauche est gorgé de sang fluide et noirâtre.

Le péricarde contient 200 grammes de sérosité analogue à celle des plèvres.

Le cœur est fortement dévié vers le côté sain; il est flasque. Le ventricule gauche et l'aorte ne renferment ni sang ni caillot; dans le ventricule droit existe une concrétion fibrineuse jaunâtre assez molle, peu volumineuse, et tout à fait insuffisante pour remplir cette cavité. Mais l'artère pulmonaire est complétement oblitérée par un caillot arrondi, volumineux, qui, après avoir rempli le tronc de l'artère, se bifurque pour s'engager dans les deux premières divisions, sous forme de deux cylindres réguliers, du volume du petit doigt et d'une longueur de 3 à 4 centimètres. Ce coagulum dense mais friable présente dans son ensemble une coloration brune, tachetée par quelques parcelles d'un gris jaunâtre. Il n'a contracté aucune adhérence avec les parois vasculaires dont on le détache aisément, et, après son extraction, il conserve la forme qu'il avait dans les vaisseaux. En poursuivant l'artère pulmonaire jusque dans l'intérieur du parenchyme, on découvre quelques traînées filamenteuses de fibrine, et enfin du sang fluide.

Le cœur et l'endocarde sont sains.

Diaphragme déprimé vers la cavité abdominale.

Foie congestionné; reins très-hyperémiés.

OBSERVATION XIV.

Pleurésie droite avec épanchement abondant, *sans déplacement du cœur*. Mort subite. (Archambault, *Union médicale*, 9 février 1864.)

Le nommé B....., âgé de 34 ans, exerçant la profession de bijoutier, est entré à l'Hôtel-Dieu, salle Sainte-Jeanne, n° 56 (service de M. le professeur Grisolle), le 3 août 1863.

C'est un homme vigoureusement musclé, un peu pâle, mais d'une bonne santé habituelle, et qui, notamment, n'aurait jamais éprouvé aucun accident thoracique.

Quinze jours avant l'entrée, en dehors de toute cause appréciable, il s'est senti malade et a éprouvé des frissons répétés, et simultanément une légère douleur de côté vers le sein droit, un sentiment d'oppression qui n'a pas cessé depuis, sans toux ni expectoration.

Pendant que ce malade répond aux questions qu'on lui adresse, il est aisé de constater l'oppression, dont il a d'ailleurs le sentiment; les lèvres sont un peu cyanosées; il exerce par minute 32 inspirations qui se font avec effort.

Il n'y a aucune réaction fébrile.

L'examen de la poitrine fournit les signes d'un épanchement abondant dans la plèvre droite. Ainsi la matité remonte en avant jusqu'à deux travers de doigt de la clavicule, où l'on constate la résonnance dite *skodique;* sur la ligne médiane, elle s'avance jusqu'au milieu du sternum, occupe toute l'aisselle latéralement, et en arrière existe jusqu'à la crête de l'omoplate. La fosse sus-épineuse paraît aussi sonore que celle du côté opposé.

Les vibrations thoraciques sont éteintes dans tous les points. L'oreille y constate un silence absolu pendant les deux mouvements respiratoires, excepté en arrière, près de la colonne vertébrale, où existe un souffle léger et où la voix retentit d'une manière égophonique.

Dans la zone sonore sous-claviculaire, dans la fosse sus-épineuse et même à la partie supérieure de la sous-épineuse, on constate l'existence d'un murmure vésiculaire faible, sans râles, sans craquements.

La position du cœur, déterminée avec soin, exclut l'idée de tout déplacement.

Le foie déborde légèrement la limite des fausses côtes.

La vue seule permet de constater de la voussure; et la mensuration, à l'aide du cyrtomètre, confirme cette donnée.

La respiration du côte gauche est forte, peut-être un peu rude ou puérile, mais tout indique l'état le plus sain de la plèvre et du poumon.

Le diagnostic est le suivant : Epanchement pleurétique simple très-abondant.

Cet examen, fait le 4 août, nous prescrivons un large vésicatoire, des boissons nitrées et un purgatif drastique. (Calomel, jalap, aloès.)

Les jours suivants, le malade dit être mieux; mais les signes physiques indiquent l'état stationnaire de l'épanchement. (Boissons nitrées.)

Le 8, nous examinons le malade avec le plus grand soin, et nous constatons que rien n'est changé dans l'état local; d'un autre côté, la respiration est toujours à 32 et se fait péniblement; la dyspnée est manifeste, et pourtant le malade dit qu'il se sent bien; il peut dormir à plat et dans le décubitus dorsal. — Nouveau vésicatoire en avant, purgatif le 9.

Le 10 et 11. Rien de nouveau. Le malade se sent bien.

Le 12. La religieuse le trouve mort dans son lit, sans que les voisins qui lui avaient parlé quelques instants auparavant s'en fussent aperçus.

Autopsie trente-huit heures après la mort. — Elle peut se résumer en peu de mots.

Il existait dans la plèvre droite 1 litre à 1 litre et demi d'un liquide citrin, parfaitement transparent; le poumon était appliqué contre la colonne vertébrale, et s'y trouvait retenu par quelques fausses membranes qu'il fallut chercher pour l'enlever, mais qui étaient peu résistantes; des productions analogues existaient sur différents points de la plèvre costale. Le lobe supérieur du poumon contenait de l'air, était crépitant et exempt de tubercules; le reste de l'organe offrait une apparence de carnification qui disparut, mais avec difficulté et incomplétement par l'insufflation.

Le poumon gauche était sain, ainsi que le cœur et les vaisseaux, et de même que dans tous les autres organes, il fut impossible de rien trouver qui ressemblât à une altération pathologique.

Ainsi, la mort subite dans la pleurésie peut arriver par le fait même de l'épanchement, qu'il y ait ou non déplacement considérable des organes. L'opération est donc indiquée toutes les fois que la quantité de liquide a dépassé les limites moyennes. Peut-on préciser davantage ce qu'on doit entendre par limites moyennes? Non, on ne le peut pas malheureusement; car rien n'est plus variable que la manière dont les malades supportent les épanchements de la plèvre. Ainsi tel individu est en proie à une oppression considérable pour 12 ou 1500 grammes de liquide qu'il a dans la poitrine; tel autre paraît se bien porter avec un épanchement de 2 et même 3 litres. La mort subite arrive-t-elle, on trouvera chez tel malade 3 ou 4 litres de liquide (voyez obs. 11 et 13); chez tel autre, on ne découvrira qu'un ou deux litres de sérosité (voyez obs. 14).

Voyons maintenant à quelle époque de l'épanchement abondant

doit-on pratiquer la thoracenthèse. M. Marrotte, dans son travail, avait avancé que la ponction de la poitrine ne doit être pratiquée dans les épanchements aigus qu'autant que les symptômes inflammatoires sont déjà tombés, et alors seulement que la quantité de liquide n'est pas au-dessus de la force d'absorption de l'organisme. Rien n'est plus vague que cette proposition. En définitive, que peut-on craindre en opérant pendant la période inflammatoire? On a dit que l'opération, dans ces cas, n'enlevant pas la cause de l'épanchement, l'inflammation, le liquide se reproduisait après la ponction, sans bénéfice aucun pour le malade. Ceci est complétement faux dans l'immense majorité des cas. Les observations de MM. Trousseau, Hardy, Béhier, Nonat, etc., l'ont parfaitement prouvé. Dernièrement encore, M. Masson, d'Yvetot, publiait une observation de thoracentèse pratiquée au septième jour d'une pleurésie aiguë, avec épanchement excessif, qui a guéri dans l'espace de quinze jours, Nous allons la rapporter sommairement.

OBSERVATION XV.

Il s'agit d'un tisserand, d'une bonne constitution, malade depuis sept jours, et qui avait l'épanchement gauche complet. La veille du jour où M. Masson fut appelé, il avait eu une syncope.

Le septième jour, M. Masson juge l'opération immédiate nécessaire, quoiqu'il n'y eût pas menace d'asphyxie, et malgré la fièvre. L'opération acceptée, il la pratique sur le champ; 2,500 grammes d'une sérosité transparente et verdâtre s'écoulent par la canule. Le liquide se prend en gelée par le refroidissement.

Quinze jours après, le malade est convalescent, il a repris des forces, et il marche parfaitement bien, il lui reste un peu de submatité à la partie postérieure (*Gazette des hôpitaux*, 14 mai 1863).

Ainsi l'opération peut rendre les plus grands services, lors même que la fièvre persiste; cependant il est préférable, lorsqu'on peut attendre, de ne la pratiquer que du 15e au 21e jour, alors que l'inflammation a cessé et que la reproduction des liquides n'est à craindre que dans des limites très-restreintes, pourvu que l'état général se maintienne et qu'il ne se manifeste pas des symptômes de dyspnée, d'irrégularité dans le pouls, etc., tous signes qui indiquent formellement la paracentèse immédiate. Un reproche plus grave qu'on a fait à cette opération, lorsqu'elle est pratiquée dans la période aiguë ou subaiguë, c'est que souvent elle amène la transformation purulente de l'épanchement. Le nombre imposant de thoracentèses faites pour des épanchements inflammatoires et suivis de guérison prouve parfaitement qu'on ne doit point inculper l'opération, lorsque le pus remplace la sérosité ; c'est plutôt à la marche naturelle de la maladie chez des individus tuberculeux ou lymphatiques qu'il faut s'en prendre, lorsque le liquide devient purulent après la thoracentèse. D'ailleurs, comment expliquer *à priori* qu'une piqûre sous-cutanée faite à un sac séreux, sans pénétration d'air dans la cavité, puisse déterminer la transformation purulente du liquide? Au reste on peut démontrer par analogie que la piqûre des membranes séreuse est complétement inoffensive. Qu'on se rappelle les plaies de poitrine qui guérissent toujours lorsqu'il n'y a pas hémorrhagie considérable ou pneumothorax (Ravaton, John Bell, Legouest, Trousseau). Qu'on se rappelle également que les chirurgiens font tous les jours des ponctions dans les sacs séreux normaux ou accidentels, soit pour évacuer le liquide, soit pour déterminer sa nature, sans qu'il en résulte des phénomènes de suppuration? Enfin, qui ne sait que M. Velpeau pratique volontiers des mouchetures sur le scrotum, dans les cas d'orchite aiguë avec épanchement. Pour ma part, je l'ai vu pratiquer plus de trente fois une ou plusieurs piqûres avec une lancette ou la pointe d'un bistouri, sans qu'il en ait jamais résulté la suppuration de la tunique vaginale.

Force nous est donc d'admettre que, lorsque la plèvre suppure, ce n'est pas à la manœuvre opératoire qu'il faut s'en prendre, mais bien à la constitution de l'individu ; M. Moutard-Martin a du reste fait observer avec raison que, lorsque l'épanchement devient purulent à une seconde thoracentèse, on pouvait remarquer que le liquide évacué par la première opération était souvent trouble à la fin de l'écoulement, de telle façon que la suppuration de la plèvre était un fait déjà accompli alors que le liquide paraissait simplement séreux. Enfin, ne sait-on pas avec quelle facilité les pleurésies de certains individus arrivent à suppuration. Nous avons rapporté plus haut (voyez obs. 2) un fait qui prouve que l'épanchement pleurétique simple peut devenir purulent dès le dixième ou douzième jour; voici un autre exemple où la transformation purulente du liquide s'est opérée avec une très-grande rapidité.

OBSERVATION XVI.

Au n° 45 de la salle Sainte-Claire (service de M. Moutard-Martin, hôpital Beaujon) est couchée une femme d'une trentaine d'années, atteinte d'un épanchement pleurétique datant de huit jours et d'un érysipèle de la face intercurrent, qui paraît avoir eu pour point de départ des abcès ganglionnaires fistuleux, siégeant sur la mâchoire. Mon collègue et ami, M. Bergeron, auquel M. Moutard-Martin avait confié le service, étant lui-même forcé de s'absenter, me pria de le remplacer pendant quelques jours. Lorsque je pris le service, la malade était au vingtième jour de sa pleurésie, l'érysipèle était éteint; la peau qui en avait été le siége renouvelait son épiderme. L'examen de la poitrine nous démontra l'existence d'un vaste épanchement à droite. Il y avait, de plus, infiltration œdémateuse de la face et du bras correspondant; le pouls fréquent et petit, l'anxiété extrême.

Je pratiquai la thoracentèse dans le sixième espace intercostal, et je retirai 2,000 grammes de sérosité purulente; la malade fut soulagée immédiatement. Les jours suivants elle se trouva si bien que, quinze jours après l'opération, elle demanda son *exeat*, qui lui fut accordé.

Nous n'avons pas pu, malheureusement, savoir ce qui est arrivé plus tard.

Cette observation, si incomplète au point de vue des résultats définitifs de l'opération, n'en offre pas moins un grand intérêt, car elle prouve avec quelle facilité suppurent les épanchements pleurétiques aigus chez certains individus. L'érysipèle intercurrent a-t-il eu quelque influence sur la suppuration de la plèvre? Je le crois d'autant plus volontiers que les autres affections de la peau auxquelles il est assimilable (scarlatine, rougeole) déterminent presque toujours la suppuration de l'épanchement qui survient dans leur cours ou à leur déclin.

Lorsque l'épanchement est ancien, lorsque par exemple il date de quatre, cinq, six mois, que faut-il faire? S'il y a menace d'asphyxie, nul doute, il faut opérer; nous l'avons établi plus haut, nous n'y reviendrons pas. Mais lorsqu'il n'y a pas de mort imminente, comment doit-on se comporter? Les avis sont partagés sur ce point. Autrefois la chronicité de l'épanchement était la condition *sine qua non* de l'opération, parce que, disait-on, la thoracentèse est une *opération de nécessité*, qu'il ne faut pratiquer que lorsqu'un épanchement est au-dessus des ressources d'absorption. Aussi qu'arrivait-il? Il arrivait que le malade portait son épanchement, quatre, cinq, six mois, soumis à un régime sévère et à une médication débilitante, et que ce n'est qu'alors que l'émaciation était très-avancée que le poumon refoulé avait perdu son expansibilité, que l'épanchement avait suppuré, qu'on se décidait à pratiquer cette opération, *comme ressource ultime*. Aussi la thoracentèse faisait-elle plus de victimes qu'elle ne soulageait de malades. Quelques médecins, Mr. Hérard en particulier, ont si bien senti les inconvénients de la paracentèse de la poitrine dans les épanchements très-anciens, qu'ils ne se décident à la faire que dans les cas où il y a menace d'asphysie et à titre de palliatif seulement. Je ne saurais souscrire à une opinion aussi absolue, car j'ai eu l'occasion de faire deux thoracentèses pour des épanchements qui dataient de plus de six mois et je n'ai eu qu'à me louer d'avoir opéré. (V. plus loin les observations 17 et 18). Cependant je dois dire qu'en thèse générale l'opération de la paracentèse n'est vraiment qu'un palliatif; mais comme en définitive il faudra tôt ou tard en venir à la ponction, il est préférable de ne pas trop attendre, afin que le malade puisse fournir les éléments d'un nouvel épanchement (si tant est qu'il doive se reproduire) sans que son état général s'en ressente énormément, et afin qu'on puisse instituer après l'opération une médication énergique, qu'il ne pourrait plus supporter, si les forces avaient complétement disparu.

Nous avons dit à l'article *Empyème* que nous la rejetions tout à fait, au moins comme opération d'emblée. Il nous reste à donner les raisons qui nous empêchent de l'accepter. Les voici :

1° Il n'y a pas de symptôme qui indique à coup sûr que l'épanchement ait suppuré, excepté toutefois la formation d'une poche extérieure, comme dans l'observation 2 ; mais ce signe manque dans la très-grande majorité des cas. Tous les autres, tels que la fièvre revenant tous les soirs, les sueurs partielles, l'œdème du bras, de la face, du cou, des parois thoraciques, sont trop infidèles ou trop inconstants pour qu'on puisse se décider à pratiquer l'empyème, quand ils existent ensemble ou séparément. Aussi a-t-on eu souvent à déplorer les plus graves accidents, lorsque, croyant à un épanchement purulent, on a ouvert la poitrine sans précaution, et qu'on est tombé sur une collection séreuse. M. Trousseau ouvrit ainsi avec le bistouri un hydropneumothorax, étant convaincu que l'épanchement était purulent ; malheureusement il ne s'écoula que de la sérosité par l'incision, l'air pénétra librement dans la cavité pleurale, le liquide devint trouble, bientôt purulent, les symptômes de putridité se manifestèrent, et le malade succomba au bout de quelques jours.

Dans un cas observé à l'hôpital Beaujon, nous étions tellement certains d'avoir affaire à une collection purulente, que nous avons failli pratiquer l'opération de l'empyème. Bien nous en a pris de nous en tenir à la ponction, suivant les règles habituelles.

Voici les détails de ce fait:

OBSERVATION XVII.

Épanchement pleurétique droit datant de dix mois; thoracentèse. Guérison.

D.... (Philippe-Antoine), âgé de 59 ans, est entré à l'hôpital Beaujon le 11 mai 1863. Il est couché au nº 9 de la salle Saint-Jean (service de M. Sée).

Le malade raconte qu'il a déjà été, au commencement de 1862, à l'hôpital, pour une fluxion de poitrine avec pleurésie, et qu'il en est ressorti au bout de treize jours. Rentré dans son domicile, il aurait eu, au bout de huit jours, un dépôt sous la pointe de l'omoplate, qui aurait répandu beaucoup d'humeur épaisse et verdâtre, et qui a duré six semaines. Depuis ce temps, il a toujours été mal portant. Mais c'est surtout depuis dix mois qu'il s'est senti réellement malade; aussi a-t-il pu à peine travailler pendant un mois à l'imprimerie Chaix, où il fondait des caractères à la mécanique.

L'examen du malade nous fit découvrir une pleurésie droite complète, avec déplacement considérable du foie. L'oppression était supportable. Le pouls rapide, les pieds et les chevilles infiltrées.

Les jours suivants, nous remarquâmes que la fièvre présentait des exacerbations marquées le soir, et qu'il survenait des sueurs partielles et de la rougeur à la pommette correspondant au côté malade.

Le 16 mai (cinq jours après son entrée), l'épanchement avait fait des progrès énormes; la matité dépassait la ligne médiane, le cœur était refoulé. Je pratiquai la thoracentèse. Quel ne fut pas mon étonnement, lorsque nous vîmes s'écouler par la canule une sérosité transparente et jaunâtre, qui se prit en gelée par le refroidissement. Nous en retirâmes un peu plus de 2,000 grammes, et nous aurions pu en obtenir davantage, si une menace de syncope ne nous avait forcés à retirer la canule. La percussion, pratiquée après l'opération, révéla une matité encore considérable, qui montait jusque vers la cinquième côte; le foie n'avait point repris sa place normale; il faisait saillie dans l'abdomen d'environ trois travers de doigt. — Application de teinture d'iode, vin de quinquina, tisane diurétique.

L'épanchement n'augmenta aucunement les jours suivants, mais il ne diminua pas non plus. Ce n'est qu'au bout de soixante-quatorze jours que le malade fut en état de sortir de l'hôpital, ayant encore une certaine matité à la partie postérieure; l'infiltration œdémateuse avait disparu, l'état général était satisfaisant.

Six semaines après, le malade, qui était dans la plus profonde misère, rentra à l'hôpital; la matité avait encore diminué, mais l'œdème avait reparu aux pieds, et c'est pour cela qu'il réclamait les secours de la médecine. Cette fois, il ne resta que quelques jours, pendant lesquels son œdème disparut, et nous ne le revîmes plus.

2° On voit souvent l'épanchement purulent perdre ses qualités à la suite d'une ou de plusieurs ponctions, et finir par se résorber. M. Trousseau possède plusieurs cas de ce genre; le plus remarquable est celui d'un enfant atteint de pleurésie suppurée à la suite de la scarlatine, et qui guérit après une seule ponction pratiquée le huitième jour. (*Clinique médicale*, page 652, tome Ier.)

Voici un exemple plus remarquable encore, qui a eu lieu dernièrement à l'hôpital des Enfants malades, dans le service de M. Bouvier.

OBSERVATION XVIII.

R.... (Louis-Gaston), âgé de 4 ans et demi, est entré à l'hôpital le 6 décembre 1863. Il est atteint d'albuminurie avec anasarque et d'un épanchement pleurétique à droite datant de deux mois. Les deux premiers symptômes se dissipèrent promptement, l'épanchement seul persista. Après plusieurs oscillations en bien et en mal, il arriva un moment où l'épanchement fit des progrès rapides; l'amaigrissement se prononçait, la fièvre était forte, des sueurs partielles avaient apparu, en un mot tous les signes de la fièvre hectique. M. Bouvier ayant appris par son interne, mon collègue et ami Lemaire, que nous allions faire notre thèse sur les épanchements pleurétiques, nous fit l'honneur de nous demander notre avis. Je me rendis dans son service et j'examinai le malade. Voici les symptômes qu'il présentait : la face est pâle, amaigrie, les narines contractées, la poitrine du côté droit est manifestement dilatée; la matité est complète partout et ne dépasse pas la ligne médiane; la respiration ne s'étend qu'au sommet du poumon et a un caractère soufflant. La respiration est courte et très-fréquente. Après cet examen, je déclarai à M. Bouvier que le thoracentèse était indispensable. Le lendemain 19 avril, je la pratiquai en présence de M. Bouvier, Blache, et de mon ami Lemaire, qui voulut bien être mon aide. Environ un litre de pus s'écoula par la canule. Nous auscultâmes, et nous percutâmes aussitôt après l'opération et nous pûmes nous assurer que la respiration était revenue dans les deux tiers supérieurs seulement, et que par conséquent il restait encore un bon demi-litre de pus.

Les jours suivants l'épanchement paraît augmenter ; mais bientôt l'auscultation et la percussion nous montrent qu'une absorption rapide s'est emparée de la collection.

Aujourd'hui 14 mai, l'enfant est dans l'état suivant : Le côté malade a repris son aspect normal, la respiration s'entend partout, quoique faible et un peu soufflante. L'état général est excellent, l'enfant a engraissé tellement qu'il est méconnaissable, l'appétit est bon, le sommeil calme et prolongé. — L'enfant est levée une partie de la journée.

3° Les ponctions successives ont pour résultat de favoriser la rétraction du kyste purulent, et par conséquent de diminuer l'intensité de la réaction inflammatoire indispensable à l'oblitération de la poche. Cette rétraction est surtout considérable dans les pleurésies enkystées. Un bel exemple est offert par l'observation n° 1.

4° Lorsqu'on a fait ainsi plusieurs ponctions dans un épanchement purulent, il arrive presque toujours qu'une des plaies reste fistuleuse et fait l'office de l'opération de l'empyème. Ce n'est que dans les cas où la fistule tarderait à se former, et lorsque bien entendu les phénomènes de la fièvre hectique ont commencé à paraître, qu'on serait autorisé à ouvrir au pus une issue artificielle, suivant la méthode que nous avons décrite plus haut.

Notre excellent collègue et ami, le Dr Lallement, nous a communiqué une observation, dans laquelle les choses se sont passées précisément, comme nous venons de le dire ; nous allons en donner un extrait.

OBSERVATION XIX.

Épanchement pleurétique purulent à droite ; double pneumonie ; quatre thoracentèses successives ; une des cicatrices s'est ouverte deux fois ; canule à demeure ; injection iodée. Guérison.

L..... (Maria), âgée de 8 ans et demie, est entrée à l'hôpital des Enfants le 3 décembre 1863 ; elle est couchée au n° 22 de la salle Sainte-Geneviève (service de M. Roger). Elle est malade depuis 3 mois. Elle présente les phénomènes d'un épanchement pleurétique droit, compliqué d'une pneumonie double.

Le 5 décembre on pratique une première thoracentèse. La reproduction du liquide est tellement rapide qu'on est forcé de faire trois autres ponctions, l'une le 11 décembre, l'autre le 19 et la dernière le 26.

Le 1er janvier matité jusqu'à la troisième côte. Succussion hippocratique attribuée à l'air introduit pendant la dernière opération.

Le 2 janvier abcès qui s'ouvre le 4.

Les jours suivants, la matité monte; il apparaît l'œdème à la face.

Le 9 janvier, on refait la thoracentèse dans le sixième espace intercostal, il s'écoule 750 grammes de pus. On laisse une canule à demeure, qu'on bouche avec un morceau de cire, et par laquelle on fait tous les jours des injections chlorurées.

Le 12 février on supprime la canule et la plaie se ferme. L'état de la malade empire; elle maigrit, elle a la fièvre.

Le 1er avril, la plaie s'est ouverte spontanément dans la nuit; il s'est écoulé une quantité de pus qu'on estime à environ 450 grammes. On introduit de nouveau la canule et on y fait des injections.

Le 15 avril, la suppuration devient séreuse; il s'écoule à peine 15 à 20 grammes de liquide par jour; la sonorité est revenue partout, excepté au voisinage de la plaie.

Le 5 mai, la canule est jetée hors de la plaie. On peut à peine y introduire quelques brins de charpie. L'état général est excellent. L'enfant a des couleurs et a engraissé. La difformité de la poitrine a beaucoup diminué.

Quant aux cas qui contre-indiquent la ponction, on peut les résumer comme il suit :

1° On doit s'abstenir d'opérer dans les épanchements inflammatoires aigus qui sont modérément abondants, parce que la résorption est la règle dans ces cas-là, et que d'ailleurs la thoracentèse, quoique inoffensive, n'abrége point sensiblement la durée de la maladie.

2° On doit également rejeter l'opération dans les épanchements symptomatiques de tubercules, cancer, etc., du poumon, à moins que l'asphyxie ne soit imminente, et qu'elle ne soit bien *évidemment due* à l'abondance du liquide; j'en dirai autant des collections séreuses des plèvres, qui sont sous la dépendance d'une maladie de Bright, d'une affection organique grave du cœur, de la cachexie palustre, ou de l'infection purulente.

Je vais maintenant formuler en quelques mots les différends points que nous venons d'examiner en détail :

1° La thoracentèse est, de toutes les opérations de petite chirurgie que le *médecin* doit connaître, la plus facile à faire, la plus exempte de danger et la plus incontestablement utile lorsqu'elle est appliquée avec discernement ;

2° Dans la pleurésie aiguë avec épanchement très-abondant, son utilité est évidente, qu'il y ait ou non déplacement considérable des organes voisins ;

3° Dans l'hydrothorax excessif, avec menace d'asphyxie, la thoracentèse est le premier secours que le médecin doive au malade;

4° Dans le pyothorax, cette opération est le seul traitement rationnel qu'on puisse employer.

www.ingramcontent.com/pod-product-compliance
Ingram Content Group UK Ltd.
Pitfield, Milton Keynes, MK11 3LW, UK
UKHW020257220726
13923UKWH00002B/950